Raymond Silva
Magie in der Medizin –
gestern und heute

Raymond Silva

Magie in der Medizin – gestern und heute

Von ungewöhnlichen Heilweisen und Heilerfolgen

Ariston Verlag · Genf

Andere Werke aus unserem Verlagsprogramm
finden Sie am Schluß dieses Buches verzeichnet.

CIP-Kurztitelaufnahme der Deutschen Bibliothek

Silva, Raymond:
Magie in der Medizin – gestern und heute: von ungewöhnl. Heilweisen u. Heilerfolgen / Raymond Silva. Aus d. Franz. übertr. von Magal Transl. Überarb. von A. Schuh. – Genf: Ariston Verl., 1988
(Ariston-Paperback)
Einheitssacht.: La magie en médecine ‹dt.›
ISBN 3-7205-1478-1
NE: Schuh, A. [Bearb.]

Aus dem Französischen übertragen
von Magal Translation Institute

Überarbeitet von A. Schuh

Gestaltung des Einbandes: Werbeatelier Jürgen Richter

Printed in Austria 1988

ISBN 3-7205-1478-1

Inhaltsverzeichnis

1. Magie oder Medizin?

Im Bann des Geheimnisvollen

Die Vorliebe für das Wunderbare ist eine bleibende Verlockung für den menschlichen Geist. Da sich wenige Menschen mit dem, wie sie sind, zufriedengeben, da das Geheimnis des Lebens noch niemals durchdrungen wurde, da das Tägliche daran leidet, alltäglich zu sein, da die Krankheit oder die Angst vor Krankheit in uns allen lauert, suchte der Mensch zu jeder Zeit, manchmal etwas verworren, Zuflucht in einer geheimnisvollen Welt, die von seinen Wünschen und Träumen durchsetzt ist.

Dieser Tatsache muß die stets üppiger wuchernde Verbreitung von Werken zugeschrieben werden, die von utopischen Romanen bis zu Büchern reichen, die alternativer Medizin das Wort reden, und sogar bis zum Kriminalroman, der ebenfalls eine Form der Flucht aus der Wirklichkeit des Alltags darstellt. Symptomatisch für unsere Zeit sind auch der Auftrieb der sogenannten hermetischen Wissenschaften, der Esoterik, die Beliebtheit, der sich fernöstliche Ideen erfreuen, und – warum nicht? – die neue Denk- und Gangart aufmüpfiger Junger, fast schon graugewordener Aussteiger und protestierender „Grüner" – eine aktuelle Erscheinung, die, weil sie eine weltweite Dimension angenommen hat, nicht mehr nur mit Schulterzucken oder tugendhafter Empörung abgetan werden kann.

Was die Gläubigen betrifft, denen der Glaube eine Antwort auf die Fragen gibt, die sich eines Tages einem jeden Menschen stellen, so sind auch sie von Zweifeln nicht verschont. Die christliche Tradition, auf der für alle, Gläubige und Ungläubige, das Fundament unserer Zivilisation ruhte, wird ständig in Frage gestellt, während anderweitig ein Ruf nach der Einheit des Glaubens widerhallt. Und innerhalb dieses Gegensatzes muß man einen der Gründe für das immer mehr mangelnde Gleichgewicht sehen, an dem die Menschheit leidet. Ist es nicht eigenartig, andererseits festzustellen, daß der Aberglaube, der ein Überbleibsel des Fetischismus und der Magie ist, sich in so katholischen Ländern wie Spanien oder Italien ganz besonders behauptet?

Geheimbünde finden stets Anhänger. Okkulte Geheimlehren ziehen diejenigen an, die sich als Ersatz für ihre erfolglos oder ungerecht empfundene Stellung auf der Suche nach einer sich ihnen entziehenden Wahrheit befinden. Es ist schwer zu leben, und es gibt viele, die eine Flucht vor sich selbst und der Wirklichkeit versuchen, und viele auch, die versuchen, auf die andere Seite des Spiegels zu treten, weil sie ihren eigenen Problemen nicht die Stirn zu bieten vermögen, weil sie nicht fähig sind, ihr eigenes wahres Gesicht zu sehen.

In unserer Zeit des In-Frage-Stellens, in der alle Werte angegriffen werden und in der der Streit selbst innerhalb der Kirchen die Regel ist, wäre es verhängnisvoll, wenn die überspanntesten Theorien wieder aufblühten, wenn falsche Mythen, Aberglauben und mit ihnen die Händler von Allheilmitteln wieder auflebten.

Der Mensch wird vom Schwindel ergriffen. Von den maßlosen Fortschritten der Wissenschaft gleichzeitig geblendet und eingeschüchtert, träumt er von einer mythischen Welt, in der er den verlorenen Geschmack am Leben und das Glück wiederfände. Ein neuer Faust, ist er bereit, dem Teufel oder wem immer auch, der ihn von der Todesangst befreien kann, seine Seele zu verkaufen. Der Lärm, die Schnelligkeit, die Bürde ärgerlicher Tageswerbung, der durch Radio und Fernsehen in unser Heim getragene Einbruch von Ereignissen, die zum größten Teil tragisch sind und die uns direkt und frisch erreichen, die Hast der Vorgänge, alle diese Störungen, diese Überfälle stören unser physisches und geistiges Gleichgewicht.

Warum sollte man sich daher über die enorme Zunahme der Verdauungsstörungen, der Hautkrankheiten, der Herz- und Kreislaufbeschwerden, der Erregungszustände und nervöser Depressionen, kurz: aller Arten von Beschwerden wundern, die sehr wohl auch schon früher bekannt waren (selbst wenn man Schlaganfälle noch nicht Infarkt nannte)? Wie sollte man über das wachsende Ansehen von Wundertätern, Magiern, Wahrsagern und der ständig anwachsenden Zahl von Heilern erstaunt sein, die dem von der offiziellen Wissenschaft enttäuschten Kranken Wunder versprechen? Und die zum Erstaunen der Skeptiker so manches Mal Erfolg haben.

Die Schwärmerei von heute, die sich auf Heiler und Spezialisten von Disziplinen richtet, welche sich von der Tradition entfernen, erklärt sich von selbst; denn diese sprechen ein unbewußtes Bedürfnis an, die bekannten Wege zu verlassen und den herkömmlichen Methoden zu entrinnen, die den Kranken im bekannten Rahmen eines Krankheitsbildes festlegen, zumeist ohne seine ihm eigene Natur und seine unterschiedliche Persönlichkeit in Rechnung zu stellen.

Das gleiche ereignete sich im 18. Jahrhundert, das so viele Phantasten und farbige Persönlichkeiten aufsteigen sah. Wenn es möglich war, daß die Saint-Germains, die Cagliostros, die Mesmers zu ihren Lebzeiten ein ebenso grandioses wie auch zweideutiges Ansehen kennenlernten, so lag dies daran, daß ihre Behandlung und ihre Heilmittel, so unterschiedlich von den Regeln der Kunst, in den Augen ihrer Patienten magische Kräfte besaßen. Sie hoben sich von den Ärzten mit Perücke und anderen ernsten, schulmeisterlichen Apothekern ab. Ihre Zungenfertigkeit trug die Massen davon. Wurden auch manche Leute hinters Licht geführt, so gelang es diesen Heilern nichtsdestoweniger, einer großen Anzahl von Menschen Erleichterung zu bringen und diese zu deren Entzücken für eine bestimmte Zeit ihrer engen Welt zu entrücken; vor der Revolution bildete ja in Frankreich wie auch anderswo in Europa jede Klasse eine eigene Kaste.

Das 18. Jahrhundert ist dem unseren in vielem verwandt. Jeder Vergleich auf dem Gebiet der Wissenschaft wäre selbstverständlich sinnlos, aber auf dem Gebiet des Zweifels, der Unruhe, des Sittenverfalls und, um alles anzuführen, des Streites wurde Europa – und insbesondere Frankreich – von Gegenströmungen erschüttert, die die Geister verwirrten.

Die Monarchie göttlichen Rechts wurde nicht mehr als solche anerkannt, die Bauern lehnten sich auf, die Bürger murrten, und die Steuerzahler wurden schlecht behandelt. Der dritte Stand und selbst der Adel, der nicht mehr wußte, an welche Heiligen er sich halten sollte, begeisterte sich an dem Ungewöhnlichen und dem Wunderbaren. Diese Zeit fällt mit der Veröffentlichung der *Enzyklopädie* im Jahre 1766 zusammen, die, rationalistisch inspiriert, auffällig der Zurschaustellung übernatürlicher Erlebnisse entgegengesetzt war, auf die das Publikum so begierig war. „Plus la raison fait de progrès", schrieb Voltaire, „plus le fanatisme grince des dents." (Je mehr Fortschritte die Vernunft macht, desto mehr knirscht der Fanatismus mit den Zähnen.)

Damit neue Wissenschaft akzeptiert wurde, mußte sie sich mit Geheimnissen umgeben. Mehr oder weniger magische Lehren zogen die Mengen an, die noch vor einigen Jahren dem Schauspiel beigewohnt hatten, das die „Konvulsionäre" genannten Anhänger Saint-Médards am Grab von François de Pâris, dem jansenistischen Diakon, tobend geliefert hatten. Johann Joseph Gaßner (1727–79), ein österreichischer Priester, trieb jenen Besessenen, die „an den Geist glaubten und den Teufel im Körper hatten", den Teufel aus, und bei seinen Heilungen durch Exorzismen zierte ihn eine rote Stola. Der Schwede Emmanuel Swedenborg (1688–1772), Theosoph, Universalgelehrter und Seher, veröffentlichte Schriften, die ihm seiner Behauptung nach Gottvater diktiert hatte; darin führte er seine Leser in eine geheimnisvolle Welt, „wo gemäß dem Verhalten des Menschen die guten oder schlechten Geister sind". Dieser berühmte Erleuchtete war derart erfolgreich, daß beispielsweise gelegentlich seiner Reise nach London, wo er eines seiner Bücher drucken ließ, eine Gesellschaft mit sechstausend „Swedenborgern" gegründet werden konnte. Es soll hier noch erwähnt werden, daß es selbst heute noch derartige Gesellschaften in England und in den Vereinigten Staaten gibt.

In Deutschland erlebte man ebenfalls eine Wiedergeburt des Okkultismus, etwa in der Bewegung der Rosenkreuzer, deren Mitglieder sich als Alchimisten, Theosophen und Kabbalisten ansahen. Dieser Geheimbund exklusiver Eingeweihter, der seinem Anspruch nach auf die Pharaonen zurückging, erlebte seinen Aufschwung im 14. Jahrhundert. Der Begründer des Ordens war Christian Rosencreutz (angeblich 1378–1484), der, wie die Okkultisten behaupteten, unter verschiedenen Namen eine Reinkarnation erfahren habe. Die Anhänger des Rosenkreuzes waren zum Teil große Alchimisten, die die Einheit der Materie im voraus ahnten; ihnen war angeblich die Kunst, Metalle umzuwandeln, bekannt, und sie besaßen jedenfalls bedeutende medizinische Kenntnisse, insbesondere Paracelsus (1493–1541), Rosenkreuzer und Arzt. Er bezeichnete ein bestimmtes Fluidum als „Spiritus vitae", wovon Franz Anton Mesmer – wie später noch gezeigt werden soll – sicher inspiriert wurde. Schließlich gaben die Anhänger des Rosenkreuzes vor, das Elixier für ein langes Leben entdeckt zu haben, dessen Geheimnis, wie sie behaupteten, Saint-Germain kannte.

Die Liste der Illuminierten und der Heiler aus dem 18. Jahrhundert ist so lang, daß unsere Wahl, aus verschiedenen Gründen, auf die berühmtesten unter ihnen beschränkt blieb: Saint-Germain, Cagliostro und Mesmer. Unzählige Bücher wurden über sie geschrieben, und wenn man sich diesen Männern ohne Voreingenommenheit und ohne Vorurteile nähert, ist es schwierig, Wahres von Falschem zu trennen und den Anteil festzulegen, den die Scharlatanerie einerseits und ernsthaftes Können andererseits dabei einnahmen. Des weiteren muß man herausfinden, wie aufrichtig sie waren. Die schwärmerischen Verherrlichungen wie auch die entsetzlichen Angriffe, denen sie sich in gleicher Weise ausgesetzt sahen, verfolgen sie noch bis heute. Wenige Schriftsteller haben sich ihnen gegenüber objektiv verhalten. Wir wollen uns hier Mühe geben, dies zu tun.

Auf die gleiche Art werden wir ebenfalls mit ihren Nachfolgern verfahren, den Heilern und Heilpraktikern von heute, die ebenfalls Gegenstand zugleich überschwenglicher Begeisterung und beleidigender Anklagen sind. Wie man leicht merkt, fällt es dem sehr mächtigen Ärztestand nicht leicht, Männern, die als Diplom lediglich die Dankbeweise ihrer Patienten vorweisen können, bisweilen überraschende Heilungen zuzubilligen, die sie mit ungewöhnlichen und dem Berufskodex widersprechenden Methoden erzielten – selbst wenn die geheilten Personen zum größten Teil nervenkrank, zumindest Neurotiker sind. Man kommt dann zum Schluß, daß die Wahrheit nicht immer nur ein Gesicht hat und daß man sich denen gegenüber weniger streng zeigen sollte, die mit Kräutern oder Ammenmitteln oder was immer ihren Nächsten die Illusion von Gesundheit zu geben, manchmal aber auch echte Linderung oder Heilung zu verschaffen vermögen.

Saint-Germain oder die Geburt eines Mythos

Im Jahre 1758 war Ludwig XV. achtundvierzig Jahre alt. Heute befände sich ein Mann in seiner Lage im besten Alter, der König jener Epoche aber, der alle Freuden bis zum Überdruß genossen hatte, litt an einer unheilbaren Langeweile. „Er war“, schrieb Madame du Hausset in ihren *Memoiren,* „sehr traurig und bevorzugte alles, was ihn an den Tod erinnerte, obwohl er ihn sehr fürchtete.“ Er gefiel sich darin, Friedhöfe aufzusuchen; er ließ sich makabre Geschichten erzählen und las mit Vorliebe nicht das, was man erbauliche Bücher nennt. Um eine bestimmte sexuelle Apathie zu bekämpfen, nahm er Zuflucht bei Aphrodisiaka und suchte die Gesellschaft von Mädchen mit frischer Haut, die er nachts in seinem berühmten Parc-aux-Cerfs (Hirschpark) traf.

Seine feste Favoritin war eine Frau mit Kopf. Die Marquise de Pompadour, geborene Jeanne Antoinette Poisson, war, um sich möglichst lange die Gunst des Königs und ihre Macht zu erhalten, Ludwig, dem Geliebten, gegenüber überaus zuvorkommend, sie sorgte für Zerstreuungen jeder Art und tat alles, wenn es galt, des Königs Wünsche zu erfüllen; dank ihrer Opfer an Stolz und Selbstachtung blieb die ehemalige Oberaufseherin seiner Liebschaften des Königs Vertraute, Freundin und ständige Ratgeberin, auch in Fragen der Politik. Zweifelsohne hing sie an ihm sowohl aus Berechnung als auch aus Anhänglichkeit. Eines Tages vertraute sie ihrer ersten Kammerfrau an: „Ich bewundere diesen Mann; ich möchte ihm angenehm sein", wobei sie hinzufügte: „Ich würde mein Leben opfern, um ihm zu gefallen."

In ihren Appartements in Versailles, in Gegenwart von Herrn von Gontaut, Madame de Brancas und dem Abbé de Bernis, dem Außenminister, stellte die Mätresse ihrem König, der wie immer unangemeldet eingetreten war, den Grafen von Saint-Germain vor, der, wie er sagte, aus Deutschland komme, wo er Ländereien besitze.

Anfangs zeigte sich der König diesem Unbekannten gegenüber, den die Höflinge als einen Abenteurer bezeichneten, reserviert. Sehr schnell jedoch war er anderer Meinung und interessierte sich für diesen Mann, von dem man nicht wußte, wo er herkam, und der seltsame Geschichten erzählte, in denen Wirkliches sich mit Erfundenem vermischte. Ohne jemals die Ruhe echten guten Tones aufzugeben, verstand es Saint-Germain, ein ausgezeichneter Unterhalter, Neugier zu wecken, wobei er den Schlüssel zu bestimmten Rätseln zurückbehielt und sich abwechselnd heiter und ernst zeigte. Ohne den Helden herauszustreichen, verstand er den Eindruck hervorzurufen, dieses oder jenes Abenteuer, das er als ein Märchen wiedergab, sei ihm oder einem seiner Freunde widerfahren. „Er konnte", schrieb der Freiherr von Gleichen, der Gesandte des Markgrafen von Bayreuth, in seinen Erinnerungen, „das Wunderbare seiner Erzählungen mit der Aufnahmebereitschaft seiner Zuhörer dosieren." Und die Gräfin von Genlis berichtete: „Er sprach von historischen Persönlichkeiten, als habe er zu ihrer Zeit gelebt."

Wer war dieser seltsame Abenteurer, der Geld ausgab, ohne es zu zählen, der sich mit Schmuck behängte und der, wenn er an den

Hof kam, „Diamantschuhschnallen und Strumpfbänder trug, die so bewundernswert waren, daß die Marquise de Pompadour“, so vertraut uns Madame du Hausset an, „sagte, sie glaube nicht, daß der König ebenso schöne besitze“? Wer war dieser Saint-Germain?

*

Man glaubte, er entstamme dem ungarischen Adel; andere wieder behaupteten, er sei der uneheliche Sohn Marie Annes von Neuburg, der Gemahlin Karls II., des Königs von Spanien, die dem Charme des Admirals Don Juan Enriquez de Cabrera erlegen sei. Diese Hypothese scheint die annehmbarste zu sein. Sie wird noch durch die Tatsache erhärtet, daß die Gräfin von Genlis berichtete, er sei „von königlichem Blut“. Tatsächlich stellte der Marquis de Marigny, Bruder der Madame Pompadour und Aufseher der Schlösser des Königs, Saint-Germain im Jahre 1758 bei seiner Ankunft in Frankreich einen Flügel von Schloß Chambord zur Verfügung. Schließlich spricht noch die Freiheit, der er sich in der Nähe Ludwigs XV. erfreute, für seine königliche Herkunft. Daß er ein uneheliches Kind war, konnte den Monarchen kaum stören: der Hof von Frankreich wimmelte von Bastarden.

Der Graf von Saint-Germain ist eher Held einer Legende als eine historische Person. In Wirklichkeit war er weder Graf noch Saint-Germain; man kennt weder seinen Vornamen noch sein Geburtsdatum. Und was seine wirkliche Herkunft betrifft, so muß man sich auf Vermutungen verlassen.

Derjenige, den man als den „großen Unbekannten des 18. Jahrhunderts“ bezeichnete, besaß alles, was seine Mitmenschen an der Aufdeckung des Geheimnisses, mit dem er sich umgab, hinderte. Entsprechend den Ländern, die er bereiste, nannte er sich abwechselnd Schoëning, Varner, Marquis Baletti, Graf von Welldone, Prinz Rakcecezi und, am häufigsten, Graf von Saint-Germain, den Namen, den er in Frankreich annahm und den die Geschichte bewahrt hat.

Das Geheimnis, das seine Person umgibt, bietet sich für Fabeln aller Art an. Diese hat man sich nicht versagt, und die Zahl der Schriftsteller, die das Leben Saint-Germains beschrieben, schöpften nur allzu häufig aus den verdächtigsten Dokumenten, in denen sich die Irrtümer häuften und die den Erfindern des Mythos des „Unsterblichen" das Material lieferten.

Trotz der Andeutungen zahlreicher Historiker ist vor 1745 nichts über Saint-Germain bekannt. In jenem Jahr befand er sich in London, wo er sich angeblich an einer Verschwörung beteiligte, die gegen Karl Stuart angezettelt worden war, den man anklagte, er habe den englischen König Georg II. und Kurfürsten von Hannover stürzen wollen. Zusammen mit einer Reihe von Ausländern – das Gesetz der *Habeas-corpus-Akte* war aufgehoben worden – wurde er verhaftet und bald wieder freigelassen. Ein Brief von Sir Charles Walpole – bekannter Historiker und begabter Minister, der auch das Fundament zum britischen Empire legte – ist uns erhalten geblieben: „Ich muß Ihnen noch von einem Verrückten sprechen, der unter dem Namen Saint-Germain in London lebt. Er ist nicht bereit zu sagen, wer er ist und wo er herkommt. Er begnügt sich damit, zwei erstaunliche Dinge zu behaupten: erstens, daß er unter einem angenommenen Namen lebe und zweitens, daß er noch nie etwas mit einer Frau zu tun gehabt habe. Er singt, spielt wunderbar Geige und komponiert; er scheint jedoch nicht besonders ausgeglichen zu sein. Der Kronprinz ist sehr daran interessiert, sich ihm zu nähern, was ihm jedoch nicht gelingt."

Zwischen 1745 und 1758 verliert sich die Spur Saint-Germains. Anscheinend kehrte er auf seine Ländereien zurück und widmete sich der Erforschung der Farbstoffchemie. Deutschland war zu dieser Zeit das gelobte Land der Okkultisten, Hauptquartier der Anhänger des Rosenkreuzes, und dort fanden auch die Zusammenkünfte der Jünger von Raymond Lully statt, dem katalanischen Alchimisten des 14. Jahrhunderts.

Gleich bei seiner Ankunft in Paris wurde der Graf von Saint-Germain, dank der Pompadour, in die Umgebung des Königs zugelassen, der, wie uns Madame du Hausset berichtete, „es nicht duldete, daß man über den Grafen verächtlich und spöttisch spreche“.

Ludwig XV. hatte Gefallen an der Gesellschaft Saint-Germains, der sich mit Seiner Majestät über die schönen Künste, Philosophie und Chemie unterhielt, in denen sich dieser seltsame Mann sehr gut auskannte. Es wurde sogar behauptet, daß der König ihn im Trianon ein Labor einrichten ließ und daß er sich an den Versuchen des Magiers zerstreute.

Das Alter des Unbekannten erregte die Neugier der blasierten Höflinge. Von Salon zu Bett lief die Kunde um, er besitze übernatürliche Kräfte und er sei in Wirklichkeit vor mehreren Jahrhunderten geboren.

Allein schon durch Anspielungen und zweideutige Wendungen eröffnete Saint-Germain dem Klatsch Tür und Tor. Seine Äußerungen, die von Mund zu Mund aufgeblasen wurden, faszinierten die Welt und die Stadt derart, daß eine Zeitschrift jener Zeit aufdeckte, daß er „Meister des großen Geheimnisses sei, das derjenige besitzen werde, der den Tod besiegt habe“. Madame de Genlis schreibt, sich weniger festlegend: „Im Jahr 1759 sah er höchstens wie ein Vierzigjähriger aus, obwohl er zweifellos unvergleichlich sehr viel älter war.“ Und sie fügte hinzu: „Dies, weil er sicher irgendwelche besondere Kräfte besitzt, die ihm eine kräftige Gesundheit und ein längeres Leben verleihen als das Leben eines normalen Menschen.“

Er dementierte niemals die Nachreden, die über ihn im Umlauf waren, obwohl er sich gerne – so schrieb der Baron von Gleichen – „über diese dummen Pariser lustig machte, die glauben, ich sei fünfhundert Jahre alt“. Saint-Germain war ein Gefangener seiner Legende und gefiel sich darin, um seine Person herum eine eigenartige Atmosphäre zu schaffen und Illusionen zu erwecken. Es mißfiel ihm daher nicht, daß man ihm ein vernunftwidriges Alter zuschrieb. Nicht ohne Ironie sagte Voltaire in einem seiner Briefe an Friedrich II. über ihn: „Er ist ein Mann, der niemals stirbt und der alles weiß.“ Worauf der König von Preußen antwortete: „Das ist eine lächerliche Geschichte.“

*

Saint-Germain, dessen erstaunliche Person Paris und Versailles neugierig machte, sprach zahlreiche Sprachen fließend. Französisch drückte er sich vollkommen und fast akzentfrei aus. Ein gewisser Abbé Lecanu läßt uns wissen, daß „Gelehrte, Altphilologen und Orientalisten, die die Kenntnisse des Grafen ergründet hatten, feststellten, daß er in der Sprache Homers und Vergils gewandter als sie selbst waren“, und daß er, abgesehen von Englisch, Spanisch, Italienisch, Portugiesisch und Deutsch, „auch Sanskrit, Chinesisch und Arabisch sprach“. Man kann sich vorstellen, daß ein derartiges Phänomen, das angeblich die ganze Welt bereist hatte, seine Zeitgenossen faszinierte. Casanova, dem man nicht leicht etwas vormachen konnte, traf ihn bei der Marquise d’Urfé. In seinen Memoiren schreibt er: „Dieser sehr eigenartige Mann, der geboren wurde, um der unverschämteste aller Betrüger zu werden, sagte ungestraft, als ob er nur dem Zwang gehorchte, er sei dreihundert Jahre alt, er besitze Kenntnis der universellen Medizin und er tue mit der Natur, was er wolle. Das seien für ihn Bagatellen. Trotz seiner Prahlereien, der Diskrepanzen und seiner Lügen konnte ich ihn nicht anmaßend finden, desgleichen fand ich ihn aber auch nicht achtbar. Gegen mein besseres Wissen und gegen meinen Willen fand ich ihn erstaunlich, weil er mich erstaunte.“ (Der Chevalier de Seingalt, dessen Memoiren mit Vorsicht genossen werden müssen, besaß die Fähigkeit – das wird nach vorstehender Probe wohl niemand abstreiten –, ein Porträt zu entwerfen.)

Saint-Germain führte einen reinen Lebenswandel; man hielt ihn für keusch. Niemand konnte ihm Abenteuer mit Frauen nachsagen. So wurde er als extravaganter Mann angesehen, insbesondere in diesem Jahrhundert, das so begierig auf kleine Skandale war und in dem Seitensprünge verzeihliche Sünden waren. Um auch gegen ein weiteres seiner Prinzipien nicht zu verstoßen, sprach er niemals den üppigen Mahlzeiten zu, die bei Personen von Stand und gesellschaftlichem Ehrgeiz aufgetragen wurden. Diese Gerichte umfaßten in der Regel zumindest drei oder vier Vorspeisen, mehrere würzige Braten, ohne von den Pasteten, den Kuchen und den Konfitüren zu sprechen, das ganze von Wein, Champagner und Schnäpsen begleitet. Dies veranlaßte meinen Vorfahren, Jean-Baptiste de Silva mit dem Beinamen „Arzt der an Blutwallungen Leidenden“ zu sagen: „. . . es starben mehr Menschen an Verdauungsbeschwerden als an Hunger.“

Wenn sich der Graf an einen anderen Tisch als den seinen setzte, nahm er nur einige Bissen von dem zu sich, was man ihm auf dem Teller vorsetzte. Handelte es sich um Enthaltsamkeit, die auf das Rosenkreuz zurückzuführen ist? Vielleicht. Obwohl die Enthaltsamkeit, die er sich auferlegte, sehr viel wahrscheinlicher mit einer Diät im Zusammenhang stand, die er sich aus hygienischen Gründen selbst auferlegt hatte. „Die Nüchternheit“, sagte er, „stellt die beste Sicherung gegen den Verbrauch des Körpers und gegen die Schwächung der geistigen Fähigkeiten dar.“ Zu Hause begnügte sich Saint-Germain mit einem einfachen Brei, der aus einer Mischung von Mehl und Hafergrütze hergestellt war. Während der Mahlzeit trank er niemals. Er gab vor, sein Elixier für Langlebigkeit ersetze die Nahrung. Um ihm nachzueifern und aufgrund des Ansehens, das Saint-Germain in Versailles genoß, entsprach es dem guten Ton, sich so zu ernähren und sich zu pflegen wie dieser Mensch, der so unglaublich jung blieb.

Seine Erscheinung trug stark zu seinem Ansehen als Heiler bei. Aber im Gegensatz zu den Scharlatanen, die ihre Arzneien überall anpriesen, bot Saint-Germain seine Heilmittel auf seine Weise an, wobei er sich bestrebt zeigte, ihre Wirkung zu bagatellisieren. Die Damen, die in sein Geheimnis eindringen wollten, flehten ihn an, ihnen seinen Lebenssaft zu geben. Nicht ohne sich zuerst reichlich darum bitten zu lassen, überreichte er ihnen schließlich ein Fläschchen mit seinem Zauberwasser und empfahl ihnen, es nicht zu vergeuden, da „seine Herstellung sehr teuer“ sei. Vielleicht war es nicht mehr als reines Wasser. Aber was ist das schon wichtig, wenn die Damen sich damit wohl fühlten! „Sein Jugendelixier", gibt Courchamps vor, „bestand aus Aromaten und Trinkwasser" – was uns auch nicht mehr über die Zusammensetzung des Elixiers aufhellt.

Saint-Germain bediente sich seiner umfangreichen Alchimie- und Chemiekenntnisse und erfand Heilmittel, deren unübertreffliche Wirksamkeit jedermann rühmte. Eine Reihe von ihnen waren leichte Abführmittel, die seinen Worten zufolge mehr wert waren als der übertriebene Gebrauch von Klistierspritzen, mit denen die Modeärzte des Hofes ihre Patienten beglückten. Andere Heilmittel setzten sich aus getrockneten Kräutern und Pflanzenextrakten zusammen. Bestimmte Apotheken verkaufen anscheinend noch heute „Saint-Germain-Tee" oder „Saint-Germain-Salze", die sich aus Rhabarber, Aniskörnern, Fenchel und Holunder zusammensetzen. Sein bevorzugtes Heilmittel – das er Universalheilmittel nannte – bestand jedoch aus einer Art Abführmittel, das, wie uns der Freiherr von Gleichen mitteilte, hauptsächlich „aus Sennesblättern bestand, die er selbst beimischte, und das war alles, was er seinen Freunden einzunehmen riet, die ihn konsultierten, weil sie wissen wollten, was sie tun sollten, um lange zu leben".

Saint-Germain kannte sich ebenfalls sehr gut in Schönheitskremen aus. Er stellte sie selbst her und versicherte, daß er sich selbst nachtsüber das Gesicht damit einkreme, was die Neugier insbesondere betagterer Frauen weckte. Die koketten, alternden Damen überfielen ihn mit Gunstbeweisen, um die einzigartigen Produkte zu erhalten, die die Krähenfüße der Zeit ausradieren würden. Ohne sich lange bitten zu lassen, gab der Graf ihnen, was sie haben wollten: Schminken, Salben und Mittelchen, die verschönern sollten. „Ich schmeichle mir nicht, Sie zu verjüngen", sagte er galant, „denn das wäre unmöglich; aber ich erhalte Sie in dem Zustand, in dem ich Sie übernehme" (Casanova). Danach zog er sich, nachdem er seine kosmetischen Reserven erschöpft hatte, jeweils zurück; aber angesichts der Tränen, die er dadurch hervorrief, pflegte er sich zu besinnen und fand dann in den Taschen seiner Kleider immer noch einige Salbennäpfchen und ein oder zwei Fläschchen aromatisierten Öls. „Die Damen wurden ohnmächtig, und sie waren um so eher bereit, sich diesem eleganten, feinen Mann hinzugeben, weil man wußte, daß er allen Liebesfreuden entsagte."

*

Eine derart fabelhafte Persönlichkeit, die es verstanden hatte, das Vertrauen des Königs zu gewinnen, wurde von der gesamten Gesellschaft umrissen. Saint-Germain, bekannter Astrologe, unvergleichlicher Chemiker, uneigennütziger Heilpraktiker, Fachmann okkulter Wissenschaften und Philosoph, nahm an sämtlichen Festen teil – Saint-Germain, der, sagt uns der Baron von Grimm, Freund der Madame d'Epinay, „mit einer vielsagenden Betonung der Rätsel über die Geheimnisse der Natur" sprach. Man stritt sich darum, wer ihn einladen würde: die Prinzessin de Montauban, die Marquise d'Urfé, Herr von Nicolai, der erste Vorsitzende der Rechnungskammer, zahlreiche Diplomaten, die beim König von Frankreich akkreditiert waren, und der allgemeine Pächter, Leriche de la Popelinière, zogen diesen berühmten Mann, der ganz Paris auf die Beine brachte, in ihre Salons. Auf dem Schloß Passy des prunkliebenden allgemeinen Pächters wurden Musik, Gesang und Tanz gepflegt. Rameau spielte Cembalo, und manchmal trat er seinen Platz an Saint-Germain ab. Der Graf spielte wunderbar Geige. Er war sicher sehr vielseitig.

Aus der Zeit, bevor er Paris verließ (wo er sich lediglich zwei Jahre aufhielt), soll hier eine kurze Beschreibung seiner Züge folgen. Es blieb von ihm lediglich ein Kupferstich. Das ursprüngliche Porträt, das Madame d'Urfé gehörte, ging zweifellos während der Revolution verloren; aber der Kupferstich ist sehr bedeutsam; er bestätigt alle Berichte der Augenzeugen, die ihn kannten. Auf den ersten Anhieb fällt sofort die unwahrscheinliche Jugend des Porträtierten auf, eine fast ungewöhnliche Jugend. Sehr gut gekleidet, mit einem bestickten Samtgewand, aus dem eine Halskrause quillt, mit hoher Stirn, einer gelockten Perücke ist Saint-

Germain, der en face abgebildet ist, das, was man im allgemeinen einen schönen Mann nennt. Die Maske ist gewollt, der Blick spöttisch, die Augen sind listig, und ein winziges Lächeln zeichnet sich auf den wohlgeformten Lippen ab. Den Blick würde freiwillig ein jeder als rätselhaft bezeichnen, selbst ohne zu wissen, daß Saint-Germain ein Rätsel aufwirft, das niemals gelöst wurde.

Die Zerstreuung wurde für die Könige erfunden. Wenn sie sich darüber hinaus noch an dem Gefühl der Befriedigung ergötzten, etwas Verbotenes getan zu haben, wie Ludwig XV., fiel den Höflingen, insbesondere den Kurtisanen, die Aufgabe zu, sie aus ihrer Einsamkeit zu befreien. Saint-Germain, der für den ersten Blick ein Edelmann war, verstand sich sehr gut darauf. Und das schmeichelte seiner Eitelkeit. Schade jedoch, daß er eine geheime Mission, mit der ihn der König von Frankreich beauftragte und die zu seinem Nachteil geriet, für bare Münze nahm. In der Tat begab er sich nach den Niederlanden, um die Absichten der Engländer im Hinblick auf einen Separatfrieden mit England zu ergründen. Das Abenteuer lief schlecht aus. Choiseul, der Außenminister, empört, daß ein Unbekannter, ein Fremder, der einen angenommenen Namen trug, auf gut Wissen mit einer solchen Mission betraut worden war, versicherte dem französischen Botschafter in Amsterdam, er werde „den Befehl des Königs erhalten, damit Saint-Germain bei seiner Rückkehr nach Frankreich den Rest seiner Tage in einem Verlies verbringe".

Saint-Germain blieb nichts anderes übrig, als sich aus dem Staub zu machen. Dank der Vermittlung eines hochgestellten Freundes in Holland konnte er einen Paß nach England erhalten, wohin er sich am 22. April des gleichen Jahres (1761) einschiffte.

Sein Ruf als großer Heiler folgte dem Grafen überallhin. Während seines Aufenthaltes in Amsterdam mußte er dem Drängen zahlreicher Holländer – und vor allem der Frauen – nachgeben, die ihn beschworen, ihnen seine „wunderbare Betreuung" zukommen zu lassen. Wie in Paris verteilte er Fläschchen und Salben. In der Zeitung der Niederlande konnte man ein Echo lesen, das von

„der wohltätigen Behandlung“ sprach, „die der Herr Graf von Saint-Germain Frau von Voorburg angedeihen ließ, die an einer Leberstopfung litt“.

Er konnte nicht in London bleiben. Auf Befehl des Außenministers William Pitt (dem Älteren) mußte er sich den Beamten des Ministeriums zur Verfügung halten; sechs Wochen nach seiner Ankunft wurde er gebeten, England zu verlassen.

Das Jahr 1762 sieht ihn in Petersburg: Er wird von Sophie Friederike Auguste von Anhalt-Zerbst (die nachmalige Katharina II. die Große) empfangen, die die Verschwörung vorbereitete, durch die sie auf den Thron gebracht werden sollte. Saint-Germain, der ewige Wanderer, fährt nach Brüssel, wo er dem Grafen von Cobenzl, dem Gesandten Maria Theresias von Österreich, einen Besuch abstattet. Unser Held, der sich jetzt „Monsieur de Surmont“ nennt, zieht ihn in seinen Bann.

Von August 1763 bis Oktober 1776 taucht Saint-Germain unter, ohne daß man wüßte, wo er sich aufhält. Jedenfalls taucht er in Leipzig von neuem auf, wo er den Namen „Graf von Welldone“ annimmt. Nachdem sein Inkognito bald durchlöchert ist, nimmt er seine Tätigkeiten wieder auf. So verschreibt er dem Grafen Lehndorff, Kammerherr des Hofes von Dresden, ein Getränk mit leichtem Anisgeschmack, „das“, sagt er, „zur harmonischen Funktion der Organe beiträgt“. Dem Grafen von Alvensleben, dem preußischen Botschafter Friedrichs des Großen in Sachsen, überreicht er eine lange Liste von Verfahren, die er erfand. In dieser Liste finden sich „interessante Methoden zum Fär ben und Bleichen, zur Imitation wertvoller Metalle, Präparierung bzw. Herstellung von Woll- und Baumwollstoffen und sehr schönen, sehr haltbaren neuen Seidenstoffen, zur Herstellung von Likör usw.“.

Gegen Ende Juli des Jahres 1777 beschloß Saint-Germain, sich nach Berlin zu begeben. Über seinen Aufenthalt in Preußen wurde nichts bekannt. Man weiß lediglich, daß der König, Friedrich II., ihm auf seinem Schloß Sanssouci eine Audienz gewährte und daß die Schwester des Herrschers, Prinzessin Amalia, ihn empfing. Dort wie überall waren Wunderheiler gut angeschrieben, und der Graf wurde als jemand angesehen, „der Heilmittel besaß, die über unheilbare Krankheiten triumphierten".

Im Oktober 1778 kam er nach Altona in der Nähe von Hamburg, dem Regierungssitz von Holstein. Dieses Herzogtum wie auch das von Schleswig unterstand dem König Karl VII. von Dänemark, und der Landgraf Karl von Hessen war sein Schwiegersohn. Sehr schnell schlossen Saint-Germain und er eine herzliche Freundschaft. „Ich wurde sein Anhänger", schrieb der Prinz aufrichtig. Zusammen mit dem Arzt Lossau, einem ehemaligen Apotheker, nahm Saint-Germain wieder die Herstellung von Heilmitteln auf. An die Armen in Altona verteilte er seinen berühmten Tee umsonst. Karl von Hessen berichtet in seinen Memoiren über die letzten Jahre Saint-Germains. Er schreibt insbesondere: „Er kannte die Kräuter ausführlich und hatte Arzneien erfunden, derer er sich ständig bediente. Desgleichen verlängerten sie auch sein Leben und seine Gesundheit. Ein Freund der Menschheit, verlangte er nur Geld, um es den Armen zu geben; auch Freund der Tiere, beschäftigte sich sein Herz nur mit dem Glück anderer . . . Ich habe niemals einen Mann gesehen, der so einen klaren Geist wie den seinen besäße . . ."

Anfang 1781 ließ sich Saint-Germain in Eckernförde, einem kleinen Hafen an der Ostsee, nieder. Dort lebte er auf einem Gut, das der Landgraf für ihn erworben hatte, damit er eine Färberei einrichten könne. Ein Jahr später erkrankte der Graf. Sobald er gesund war, nahm er wieder seine kostbare Geige auf und improvisierte oder spielte eines seiner bevorzugten Stücke.

Im Jahre 1782 verschlechterte sich sein Zustand, der Arzt Lossau wachte an seiner Seite. Weder die Heilmittel seines Patienten noch die aufmerksame Betreuung konnten einen Lähmungsanfall heilen, der den Grafen von Saint-Germain bei Tagesanbruch am 27. Februar 1784 niederwarf.

Obwohl Karl von Hessen Freimaurer war, war er zugleich ein

gläubiger Christ. In seinen Memoiren beschreibt er, wie er erfolglos versuchte, den Grafen wieder Gott zuzuführen. „. . . Jesus Christus ist nichts“, meinte damals Saint-Germain, „aber Ihnen Kummer zu bereiten, ist etwas anderes. Daher verspreche ich Ihnen, niemals wieder davon zu sprechen.“

Auf seinem Totenbett bat er Doktor Lossau jedoch, Karl von Hessen mitzuteilen, „daß Gott ihm die Gnade habe zuteil werden lassen, vor seinem Tod seine Meinung zu ändern, wobei er hinzufügte, der Landgraf tue sehr viel für sein Glück in einer anderen Welt“.

Im Kirchenregister von Eckernförde stehen die folgenden Worte: „Derjenige, der sich als Graf von Saint-Germain und von Welldone ausgab und über den es keine Auskünfte gibt, wurde nach einer kurzen, stillen Messe in der Kirche unserer Stadt beigesetzt.“

Sein Geburtsdatum wird nicht erwähnt, mit Recht.

*

Jetzt wollen wir das Erdenleben Saint-Germains verlassen – oder zumindest das, was uns davon bekannt ist – und uns jener Phantasiewelt zuwenden, in der es (ohne den guten Glauben derer in Frage zu stellen, die an die Unsterblichkeit des Grafen glauben) schwierig ist, Saint-Germains Adepten auf ihren utopischen Wallfahrten und in ihren übernatürlichen Visionen zu folgen.

Die großen Geister wiesen den legendären Mythos um Saint-Germain kategorisch zurück. Andere interpretierten diesen Mythos im Licht hermetischer Doktrinen und halten alles für wahr, was man über ihren Meister sagt, über sein Überleben und seine Reinkarnationen. Da wir nicht eingeweiht sind, beschränken wir uns darauf, einige jener Legenden wiederzugeben, die über den im Umlauf waren und es noch sind, den seine Getreuen als „ewig“ ansehen.

Über dieses Thema schrieben bereits Historiker, Romanschriftsteller und Essayisten aus vollem Herzen. Und daß dieser Mann, den man bereits als unsterblich rühmte, als er noch lebte, als

Rätsel in die Geschichte einging, ist nicht zuletzt darauf zurückzuführen, daß zahlreiche Menschen – und nicht die Geringsten – vorgaben, ihm begegnet zu sein, und selbst heute verkünden, er sei immer noch auf dieser Welt.

Das Geheimnis dieser rätselhaften Persönlichkeit ist seit ihrem Tod ständig angewachsen. Die Okkultisten versichern, das Universum sei jetzt seine Heimat, für die Theosophen ist diese Behauptung ein Glaubensartikel. Ohne Zweifel hängen sie der verführerischen Idee an, weil offenbar ein Mann mit den Gesetzen der Zeit zu jonglieren und diese scheinbar zu überwinden verstand; wer wünschte nicht, daß ihm ein ähnliches Abenteuer widerfahre?

Ein Unsterblicher stirbt nicht. Und dieser auf Saint-Germain bezogene Glauben, der von zahlreichen Zeitgenossen des Grafen geteilt wurde, mußte notgedrungen nach seinem Ableben aufblühen, das, wie wir uns erinnern, im Jahre 1784 eingetreten war.

Ein Jahr später wird seine Ankunft in Paris angekündigt, und zwar anläßlich eines Freimaurerkongresses, auf dem sein Name zusammen mit dem von Lavater, von Louis-Claude de Saint-Martin, von Wollner, Mesmer und Cagliostro geführt wird. Im Jahre 1788 behauptet der Graf von Châlons, akkreditierter Vertreter Frankreichs in Venedig, Saint-Germain gesehen und sich mit ihm auf dem Markusplatz unterhalten zu haben. Madame de Genlis, die ihn sehr gut kannte, gibt vor, ihn auf einem Kongreß in Wien im Jahre 1815 getroffen zu haben, d. h. einunddreißig Jahre nach seiner Beisetzung in Eckernförde.

Vandam, der Verfasser des Buches *Souvenirs d'un Anglais à Paris,* das im 19. Jahrhundert große Begeisterung hervorrief, erklärt, Saint-Germain sei noch am Ende der Herrschaft Ludwig Philipps des Bürgerkönigs (1830–48) am Leben gewesen. Er habe damals in Paris in der Rue Laffite gewohnt, wo man ihn unter dem Namen Major Fraser kannte. Ein englischer Gelehrter, C. W. Leadbeter, sagt, er habe sich mit ihm über eine Stunde auf dem Korso in Rom im Jahre 1926 unterhalten. Der Schriftsteller Enrico

Contardi erzählt von einem Besuch, den ihm Saint-Germain im Jahre 1934 abgestattet habe. Am 3. Februar 1945 schrieb Roger Lannes im *Parisien Libéré:* „Man gibt aus dem Süden Frankreichs bekannt, der Graf von Saint-Germain sei wieder erschienen, und man werde sehr bald die okkulte Rolle, die er spielt, kennenlernen." ... Und die Liste könnte hier beliebig verlängert werden.

Die Bruderschaft der Rosenkreuzer, die es ihren Anhängern untersagte, ihren Stand aufzudecken, gab seinerzeit vor, sie besitze die Macht, das Leben jahrhundertelang zu verlängern. Diese anspruchsvolle Behauptung hellt den Glauben der Anhänger des Grafen über seine Unsterblichkeit auf.

Phantasievolle Vorstellung hat ein übriges getan. Sie treibt um so wunderlichere Blüten, als ja alles auf diesem Gebiet ausschließlich Spekulation ist. Manche der von der Unsterblichkeit des Grafen und der Seelenwanderung Überzeugten sind der Ansicht, Saint-Germain habe unter einer neuen Körpererscheinung gelebt; es gibt unter ihnen einige, die glauben oder glauben machen, die Seele Saint-Germains habe sich in ihnen reinkarniert; das gleiche trifft auf jene Individuen von Fleisch und Blut zu, die Saint-Germains Namen tragen und die Stelle des Verstorbenen eingenommen und seine Mission fortgesetzt haben.

Eine gute Portion Phantasie zusammen mit an Aberglauben grenzender Leichtgläubigkeit hat die Anhänger des geheimnisvollen Saint-Germain dazu geführt, ihn in seiner neuen Erscheinung „wiederzuerkennen" und zu verkünden, er sei immer noch von dieser Welt. Das ist die Meinung seiner Adepten und so mancher Okkultisten von heute; es ist insbesondere die der Theosophischen Gesellschaft, die Saint-Germain für einen „verehrten Meister", einen „unsterblichen Eingeweihten" hält.

*

Saint-Germain oder die Geburt eines Mythos! Welch seltsame Macht übte dieser Mann aus, dessen Talent, die Menschen für sich einnehmen und begeistern zu können, sein hauptsächlichster

Trumpf gewesen zu sein scheint? Er besaß einige Chemiekenntnisse, die die natürliche Tochter der Alchimie ist; er übte seine Talente als wohltätiger Heilpraktiker aus und spielte sehr gut Geige. In dem zuchtlosen 18. Jahrhundert wurde er als ein frauenloser Mann angesehen und verkehrte mit den höchstgestellten Nobilitäten Europas. Sieht man davon und von einer Handvoll Fanatikern und deren Berichten ab, so gibt es, außer dem erstaunlichen Ansehen, das er zu seinen Lebzeiten kannte, nichts Außergewöhnliches in seinem Leben. Als guter Psychologe verstand er geschickt den Zweifel über seine Person aufrechtzuerhalten, indem er nichts zugab und nichts leugnete. Niemand drang in sein Inkognito ein, es sei denn, vielleicht, der König. Im Grunde war er ein beispielhafter Bühnenkünstler insofern, als ihm alle seine Tricks gelangen, sogar noch nach seinem Tod. Dies allerdings geht über den Rahmen des Üblichen hinaus.

Cagliostro, Wunderheiler und Märtyrer

Bei Cagliostro ändert sich der Ton. Wir haben es nicht mehr mit einer dieser für viele rätselhaft gebliebenen Persönlichkeiten zu tun, die einen Blick auf das Unsichtbare öffnen, sondern mit einem erstaunlichen Abenteurer, der abwechselnd verehrt und verleumdet wurde, der den Ruhm und die Schande, glühende Freundschaften und unversöhnlichen Haß kannte. Alles in allem erscheint er uns eher wohltätig als schädlich. Seine Anhänger konnten jedoch die Angriffe seiner Feinde nicht abwehren, die sich mit einer derartigen Wut auf ihn stürzten, daß sein bewegtes Leben, als Ganzes gesehen, ein einziges Golgatha war.

Cagliostro stimmte mit Saint-Germain in mehreren Zügen überein. Er gefiel sich darin, seine Zuhörer hinters Licht zu führen; sie glauben zu machen oder zu lassen, er sei mehrere Jahrhunderte alt, er könne auf Wunsch Diamanten vergrößern und Gold herstellen und er kenne die „Geheimnisse des Lebens".

Menschen dieses Schlages müssen – gleichgültig, ob sie der Geschichte angehören oder heute leben – sich mit Geheimnissen umgeben, um ihre Legende aufrechtzuerhalten. Das Geheimnis ist ihre große Waffe. Sie vertrauen sich keinem Menschen an, oder aber ihre vertraulichen Mitteilungen sind zweideutig. Die Erinnerungen ihrer Zeitgenossen sind bezeichnend: Nichts davon ist ohne Vorsicht zu genießen.

Alchimist und Magier, der er war, gefiel sich Cagliostro darin, seine Wissenschaft in den Dienst der Armen zu stellen. Es ist eine Tatsache, daß er sich seine Dienste nicht entgelten ließ. An alle verteilte er seinen berühmten Saturnextrakt, der von allen Schmerzen befreien sollte und der in der Tat eine große Anzahl von Patienten, auf die der wohltuende Einfluß des Extrakts und Cagliostros wohltätiger Einfluß wirkten, heilte.

Lange Zeit stritten sich die Historiker über Cagliostros Herkunft. Er hatte stets geleugnet, Joseph Balsamo zu sein. Heute ist kein Zweifel mehr erlaubt: Die beiden Männer sind ein und dieselbe Person. Alle Forscher, die das Leben des Grafen untersuchten, stimmen darin überein. Und als erster Goethe, der seiner *Italienischen Reise* zufolge – in der er ausführlich über Joseph Balsamos Herkunft und Abenteuer erzählt – Cagliostros Mutter und Schwester 1787 in Palermo besuchte. Im folgenden Jahr ließ der Dichter diesen rechtschaffenen, notleidenden Leuten finanzielle Hilfe zukommen. Die Person Cagliostros interessierte ihn derart, daß er sie 1792 zum Titelhelden eines wenig bekannten Schauspiels unter dem Titel *Der Großkophta* machte, das in Berlin uraufgeführt wurde. Das Stück handelt von der Affäre des Halsbandes der Königin, in das Cagliostro gegen seinen Willen verwickelt wurde.

„Es endet", so schrieb Goethe über ein Dokument, das ihm von einem Rechtsgelehrten in Palermo vorgelegt wurde, „mit dem scharfsinnigen Beweise, daß Cagliostro und Balsamo eben dieselbe Person sei."

Louis Figuier, Funck-Brentano, Georges Lenôtre, d'Alméras, André Castelot, Constantin Photiades, Alain Decaux und andere bezweifeln die Identität Cagliostros und Balsamos ebenfalls nicht.

Ein einziger Autor, Dr. Marc Haven, gesteht, er sei unfähig, die Frage zu entscheiden, wobei er anerkannte, „daß die Identität möglich und sogar wahrscheinlich sei". Wir verdanken ihm ein seltsames, ins Deutsche nicht übersetztes Werk: *Le maître inconnu Cagliostro* (Der unbekannte Meister Cagliostro); er wird darin zum Verteidiger seines Helden, den er den Göttlichen nennt, „Wesen des Lichts und des Guten". Meiner Ansicht nach ist diese Lobpreisung übertrieben, auch wenn man den „Göttlichen" nicht ganz wörtlich nähme.

Nach Aussagen glaubwürdiger Zeugen wurde Joseph Balsamo – Giuseppe Balsamo – am 2. Juni 1743 in Palermo geboren. In den Straßen dieser Stadt treibt er sich herum; er strolcht und gaunert herum, übt sich als Taschendieb und trägt nach besten Kräften zum Lärm der alten Stadt bei, in der Gaunereien seinerzeit die Regel waren. Mit zwölf Jahren tritt er in das Seminar von San Rocco ein. Er lernt etwas Literatur; nachdem der Abt der Benfratelli – der Brüder der Barmherzigkeit – auf ihn aufmerksam wurde, erhält er einen Platz bei dem Apotheker des Klosters. Beim Zerkleinern und Pulverisieren von allerlei Ingredienzen, beim Zubereiten von Schminken und Pomaden, beim Wiegen von Kräutern und indem er bei der Herstellung jener Latwerge half, in denen es die Mönche zur Meisterschaft gebracht hatten, erhielt der junge Lehrling eine Ahnung von Chemie und Pharmakologie. In diesem Kloster auf Sizilien, in dem die Mönche studierten und die Heilkunst ausübten, kam Balsamo, der von dem Geheimnis fasziniert war, das den Destillierkolben und den wunderbaren Flakons entströmte, auf die Magie. Er hatte eine lebhafte Intelligenz, seine Sinne waren geweckt, und die guten Brüder, die diesen unruhigen Knaben auf heilige Werke hin orientierten, ließen ihn die Worte des Evangeliums im vollen Speisesaal laut lesen. Aber zum Hohn auf die Klosterregeln und die versammelten Zuhörer wagte es Balsamo, die Heiligen der Märtyrerlegenden gegen die Namen der berühmtesten Prostituierten von Palermo auszutauschen.

Nachdem er von der Gemeinschaft verjagt worden war, fand sich der junge Balsamo auf dem heißen Pflaster von Palermo wieder. Er lebte von der Hand in den Mund, malte, um einige Pfennige zu verdienen, Ladenschilder. Er begeisterte sich für Astrologie und Alchimie, die Kabbala und Magie – lauter okkultes Wissen, das er später wohl auszunützen wußte. Diese okkulten Wissenschaften sollten ihm später auch den Nimbus eines Inspirierten, eines Heilers, eines Sehers und eines Großen Meisters der ägyptischen Freimaurerei einbringen.

Für die Dauer einiger Jahre verliert sich die Spur Balsamos, wie das auch bei Saint-Germain geschah. Angezogen von den Herrlichkeiten des Nahen Ostens, des bevorzugten Landes italienischer Abenteurer, soll er Konstantinopel, Bagdad, Smyrna, Aleppo und Kairo besucht haben. In Rom lernte er Lorenza Feliciani, ein schönes Mädchen, kennen, das seinen Namen gegen Serafina eingetauscht hatte. Zu diesem Zeitpunkt nahm Joseph Balsamo den Namen Alexander von Cagliostro an (der wahrscheinlich der Name seiner Patin war). Um sein beginnendes Ansehen zu pflegen, gab er sich den Titel eines Grafen. Die Hochzeit fand am 20. April 1768 in Rom statt.

Cagliostro und seine Frau reisten durch Europa, wobei sie in den Augen der einen als gerissene Abenteurer und in den Augen der anderen als Wohltäter der Menschheit galten. Noch heute fällt es gewissenhaften Historikern schwer, dieses seltsame Paar, diese beiden Menschen, die außerhalb des Gewöhnlichen stehen, richtig einzuordnen, und dies trotz der Fülle historischen Materials, das zur Verfügung steht (wovon allerdings einiges allem Anschein nach unglaubwürdig ist). Er, Alexander, ein skrupelloser junger Mann von seltener Intelligenz, dessen Blick angeblich eine außergewöhnliche Macht ausübt; sie, Serafina, eine schöne junge Frau, ehrgeizig und frivol, die in ihren Mann verliebt bleibt und ihm, trotz des elterlichen Verbotes, überallhin folgt; beide führen ein glanzvolles Leben und werfen mit Geld um sich. Sie reisten, berichtet Philippe Erlanger, „in einer mit Gold verzierten schwarzen Kutsche, begleitet von Dienern in dunkler Livree und viel Gepäck. Sie hielten vor der besten Herberge der Stadt ... Serafina köderte die Neugier bis zur Unvorsichtigkeit und trieb die Opfer ins Netz des Zauberers."

Woher stammten ihre Mittel zum Unterhalt? Wir werden später sehen, daß zwei glühende Bewunderer Cagliostros, der eine Jacques Sarasin aus Basel, reicher Tuchfabrikant, der zweite Saint-Costard, Bankier aus Lyon, weit ihre Börsen öffneten. Man vermutet auch, daß Serafina sich ihre Reize entgelten ließ. Die eindeutigste Einkommensquelle war die Freimaurerei. Die Cagliostros reisten von Loge zu Loge, wo er und Serafina groß empfangen und von den Mitgliedern mit allen Riten geehrt wurden. Die Bruderschaft der Rosenkreuzer hatte Cagliostro den Auftrag gegeben, Kranke zu heilen; und da die Brüder gegenseitige Hilfe und Barmherzigkeit zu ihrem Grundgesetz erhoben hatten, kann man wohl annehmen, daß Cagliostros Freigiebigkeit aus ihren Tresoren gespeist wurde. Die Anhänger des Grafen, Versessene der okkulten Wissenschaften, verehrten den Gründer des ägyptischen Ritus, der, unter dem Namen „Großkophta", der hohen Wissenschaft diente dank der wunderbaren Macht, die ihm der „Große Architekt des Universums" verliehen hatte. Alexander und Serafina wurden während des ersten Teils ihres Vagabundenlebens mit Ehrenbeweisen überhäuft und sonnten sich in Macht und Ruhm. Ein Verzeichnis, das für den Grafen Cagliostro 1785 in Paris erstellt wurde, zeugt für seinen Reichtum: „Fünfzehn Rollen von fünfzig doppelten Louisdor, eine versiegelte Rolle von achtzig Quadruples[1] von Spanien, ein brauner Tuchsack mit mehr als zwölfhundert Sequins[2] und schließlich, in einem grünen Portemonnaie, vierundsiebzig Scheine der Diskontbank, jeder Schein eintausend Livres wert." Cagliostros Anhänger zeigten sich in der Tat sehr großzügig.

*

Es ist nicht meine Absicht, Cagliostros Aufstieg hier Schritt um Schritt zu verfolgen. Eher will ich Glück und Unglück des Paares

---

[1] Alte Geldeinheit Frankreichs und Spaniens.

[2] Alte Geldeinheit von unterschiedlichem Wert in den verschiedenen Staaten Italiens und der Levante.

in großen Zügen darlegen, auf dessen Spuren mehr Gerede und Gerüchte als wahre Tatsachen zurückblieben. Deshalb werden wir die Ruhelosen auch nicht auf ihrer langen Rundreise durch Europa begleiten. Wir wollen lediglich darauf hinweisen, mit welcher augenscheinlichen Leichtigkeit sie sich von einem Land in das andere begaben.

In der englischen Hauptstadt, in der Cagliostro 1776 ankam, wurde er abwechselnd verehrt, geehrt, verfolgt, schließlich aufgrund seiner ärgerlichen Affäre wegen eines Halsbands ins Gefängnis geworfen und dann wieder freigelassen; das sollte ihm einen Vorgeschmack von den haßerfüllten Machenschaften geben, die sich später gegen ihn verdichteten und als deren Opfer er endete. Das Auftreten des Paares wird 1778 aus Den Haag gemeldet; danach finden wir es in Brüssel, in Leipzig, 1779 in Danzig, wo der Großkophta von den Logen wärmstens aufgenommen wurde; in Kurland, „dem Gelobten Land des Okkultismus", in Rußland, wo er mit dem Hofarzt zusammenstieß, der ihn abschätzig „diesen entschlossenen Reisenden der Geister" nannte, und schließlich in Warschau, wo ihn seine Gegner mit Beleidigungen überschütteten und das er enttäuscht und zerschlagen verließ. Dagegen feierten die Cagliostros in Berlin, Frankfurt und Wien Triumphe.

Am 19. September 1780 hielten Graf und Gräfin einen triumphalen Einzug in Straßburg. Die Sendboten des Großkophta waren ihm vorausgeeilt und gaben seine großen Taten, Tiefe und Umfang seines Wissens sowie seine übernatürlichen Gaben als großer Heiler lautstark bekannt. Die Logen kümmerten sich um die Verbreitung seines Ruhmes. Ihren Worten zufolge war der Meister ein Inspirierter, um nicht zu sagen ein Heiliger, der alle Geheimnisse der ägyptischen Wissenschaft besaß. In der Stadt verteilte man Porzellanabgüsse, die sein Porträt dem Volk bekannt machen sollten. Bei Trödlern kann man bisweilen heute noch solche finden. Zwei Büsten von Houdon, die eine von vorne und die zweite im Profil, befinden sich im Museum von Aix-en-Provence.

Ein mächtiger Kopf, ein dicker Hals, ein angeschwollenes Gesicht, eine starke Nase mit großen Nasenlöchern, die sinnlichen Lippen eines Feinschmeckers: das ist es, was uns von dem verbleibt, der die Mengen in den Bann schlug und seine Bewunderer begeisterte. Nicht immer ist Schönheit ein Erbgut der Verführer. Die Trompeten des Ruhms, von denen Cagliostro seinen Nutzen zog, waren – etwa wie das, was wir heute unter dem Namen Image kennen – geeignet, alles aufzuwiegen, was an seiner äußeren Erscheinung etwa als unangenehm empfunden werden konnte. Dies trifft auch auf die vier Verse zu, die einem Stich von Francesco Bartolozzi beigegeben sind; der Stich wurde in London unter dem Titel „Graf Cagliostro, mit Farben geschmückt" herausgegeben:

Voilà l'homme étonnant dont le talent sublime
De la mort, chaque jour, trompe l'avidité
Et qu'aucun intérêt n'anime
Que celui de l'humanité.[1]

Blast die Trompeten! Schlagt die Trommeln! Der berühmte Wundertäter erscheint auf der Brücke von Kehl, umgeben von einem zahlreichen Gefolge von Lakaien in bombastischen Livreen, und wie ein König thront er in seiner vergoldeten Karosse. An seiner Seite – so berichtet ein Chronist seiner Zeit – lächelt Serafina, die große Herrin, von der uns ein Stich in der Nationalbibliothek in Paris das vollkommene Oval des Gesichtes und die Augen mit zärtlichem, melancholischem Blick bewundern läßt, den Neugierigen zu, die massenhaft kamen, um das berühmte Paar zu sehen.

Von Mitte Oktober an verteilt Cagliostro seine Heilsalben und seine Elixiere. Marc Haven hat einige Originalformeln und Arzneirezepte wiederentdeckt, die Cagliostro in der Apotheke Hecht in Straßburg herstellte: Gesichtssalbe, vergoldete Magentabletten, Tee

[1] Hier ist der erstaunliche Mann, dessen über den Tod erhabene Fähigkeit täglich die Gier vereitelt und den kein anderes Interesse beseelt als das der Menschheit.

für Kranke, Abführpulver und „Oleo Sacchari", das Zuckeröl für Damen. Der Heiler-Magier behandelte alle, die zu ihm kamen, Arme und Reiche, und manchmal fügte er seinen Ratschlägen Unterstützung und Almosen hinzu. Daher ist es nicht erstaunlich, daß die unterjochten Straßburger vor ihm knieten, wenn er aus seiner Karosse stieg und die Bürger mit geweihtem Wasser besprühte – „während", übermittelt uns Johannes Bürkli, der Verfasser eines *Cagliostro in Straßburg* in einem Brief vom Januar 1782, „Silberstücke und Papiergeld aus den Türen regneten".

Kurz nach seiner Ankunft im Elsaß vermochte Cagliostro mehrere Kranke zu heilen, die von den Ärzten schon aufgegeben worden waren. Ein junger Mann namens Le Monnier war vom Brand befallen worden. „Man wandte sich an den Grafen, der ihm einige Tropfen einer unbekannten Flüssigkeit einflößte und die einen reichlichen Schweißausbruch hervorriefen." Zur allgemeinen Überraschung wurde Le Monnier gesund, seine Wunden schlossen sich, und er verlor lediglich eine Zehe.

Ebenso aufsehenerregend, aber leicht erklärbar vollzog sich die Heilung des Chevaliers von Langlais, eines Rittmeisters der Dragoner. Er litt an Kopfschmerzen, Schlaflosigkeit, Magenkrämpfen und allen Symptomen, die auf ein Leiden nervösen Ursprungs deuteten. Der Einfluß Cagliostros muß dabei mehr als seine Heilmittel gewirkt haben: „Seine Augen", schrieb einer seiner Bewunderer, „warfen eine eigenartige Flamme."

Der Meister begab sich jeden Tag in einen großen Saal, wo er die bedürftigen Kranken der Stadt empfing, die von dem Ansehen, das er innerhalb kurzer Zeit erlangt hatte, angelockt wurden. Cagliostro arbeitete mit Hilfe junger Männer und Mädchen, seinen „Zöglingen" und „Tauben", die ihm als eine Art Medien dienten. Cagliostro war jeweils mit einem Talar aus schwarzer Seide bekleidet, der mit purpurfarbenen Hieroglyphen bestickt war. Auf dem Kopf trug er eine Art ägyptischen Kopfschmuck, von dem vergoldete Leinenbänder hingen. Ein smaragdgrünes Band mit Skarabäen aus getriebenem Metall war über seiner Brust gekreuzt.

In diesem Aufzug, der, klug berechnet, das Publikum in seinen Bann schlagen sollte, richtete er seine Augen auf eine Kristallkaraffe voll Wasser, die auf einem Tisch aus Ebenholz stand. Jeder der Teilnehmer konnte ihm so viele Fragen stellen, wie er wollte, und er ließ sie durch seine Zöglinge oder Tauben beantworten.

Cagliostros Feinde betrachteten diese eigenartigen Methoden, die darauf abgestimmt waren, die einfachen Gemüter zu beeindrucken, als Scharlatanerie. Die armen Kranken deuteten mit dem Finger auf die Körperstelle, die sie schmerzte. Er murmelte ihnen einige magische Worte vor und bedeutete ihnen, daß sie geheilt davongehen würden. Und in der Tat fühlten sich die allermeisten Kranken schon besser, wenn sie aus den Händen des berühmten Heilers entlassen wurden.

Die Gegenwart des Großkophta zog zahlreiche Fremde nach Straßburg. Die Familie Sarasin befand sich ebenfalls darunter. Jacques Sarasin, der reiche Tuchhändler aus Basel – der „junge Herr Sarasin", wie die Basler ihn nannten, um ihn von seinem älteren Bruder Lukas zu unterscheiden –, hatte ein Fräulein Gertrude Battier geheiratet, deren Gesundheit nach mehreren aufeinanderfolgenden Geburten sehr angegriffen war.

Der berühmte Lavater, Dichter und Theologe, stellte Cagliostro die Sarasins vor. Die Ergründung der Gesichter, auf die er sich verstand, erlaubte ihm, auf den Charakter jedes einzelnen zu schließen. Sein System, das unter dem Namen „Physiognomie" bekannt wurde und noch heute Teil der Menschen- bzw. Charakterkunde ist, machte ihn berühmt.

Lavater versuchte ohne Erfolg, Frau Sarasin zu trösten, die, sagt man, „am Boden eines Abgrundes zugrunde ging, von wo sie nur mit heftigen, geheimnisvollen Wutanfällen heraufstieg". Anscheinend litt sie an chronischer Gelbsucht, ihre Leber war geschädigt, ihr Magen verweigerte jegliche Nahrungsaufnahme, sie litt an heftigen Migräneanfällen und schlief nicht mehr. Zwei Jahre später schrieb Jacques Sarasin, der Zustand seiner Frau sei wirklich schrecklich. Die Ärzte hatten sie aufgegeben.

In dieser Lage wandte sich Sarasin an Cagliostro, der trotz der geringen Aussichten auf Erfolg nicht zögerte, die Behandlung aufzunehmen. Frau Sarasin fing nach kurzer Zeit wieder an zu essen und zu schlafen, die Anfälle hörten auf, sie nahm zu; und mit den Augen gegen den Himmel vereinigte sie ihren Dank an die göttliche Vorsehung mit jenem an den Grafen Cagliostro. Darüber hinaus gebar sie ein Jahr später einen Sohn, der zu Ehren des Wundertäters den Vornamen Alexander erhielt. Jacques Sarasin selbst übergab Cagliostro einen Kredit- und Wechselbrief für alle seine Korrespondenten. Cagliostro seinerseits lehrte ihn, bestimmte Arten seiner Heilmittel selbst herzustellen. Auf seinem Gut in Basel, dem „Weißen Haus“, fing Sarasin jetzt selbst an, Wein aus Ägypten, gelbe Tropfen und Wunderwasser für Damen zu verkaufen.

Die Kirche beunruhigte sich allmählich über die ungewöhnlichen Methoden dieses Cagliostro, den sie als „Ritter ohne Glauben und Gesetz“ verurteilte. Sie war, zusammen mit Lavater, alarmiert über das plötzliche Aufblühen der Sekte des Grafen und „verdammte heftig die Ungläubigen, die es wagten, die heiligen Grundbegriffe anzugreifen“.

Die Fakultät für Medizin, in deren Augen Cagliostros Ansehen wie sein Wirken ein einziges Lügengebäude war, griff ihrerseits den Scharlatan an. Sie behandelte ihn als Usurpator konventioneller Methoden und versuchte, ihn zu verdrängen. Über Nacht wurde an den Schaufenstern mehrerer Läden dieser Anschlag angebracht:

Der Graf Cagliostro

Quacksalber auf Malta, wohin er in türkischer Tracht kam,
Scharlatan in Toulouse und Rennes,
Betrüger und Heuchler in Rußland,
Lügner und Abenteurer in Straßburg,
impertinent und dumm in Zabern,
wird überall gleich betrachtet.

Bei der höchstgestellten Person der Stadt, dem Kardinal und Prinzen von Rohan, stand er jedoch in großem Ansehen. Als er von den wunderbaren Heilungen des berühmten Heilers hörte, verspürte der Prälat, Kardinal-Fürsterzbischof von Straßburg, den heißen Wunsch, ihn kennenzulernen. Er sandte seinen Großjäger, den Baron de Milinens, zu ihm. Und so berichtete Cagliostro in seinen *Memoiren* über die neue Bekanntschaft: „Der Kardinal Rohan ließ mir sagen, er wolle mich kennenlernen. Solange jedoch der Prinz auf mich neugierig war, weigerte ich mich, seine Neugier zu befriedigen. Als er mir jedoch sagen ließ, er leide an einem Asthmaanfall und wolle mich konsultieren, begab ich mich eilig in seinen Bischofspalast." Das sollte ihn noch teuer zu stehen kommen, denn der Kardinal wurde später in die unglückliche Angelegenheit des Halsbandes der Königin verwickelt.

Louis-René Edouard Prinz von Rohan-Guéménée war ein einflußreicher Mann, und zwar beachtlich aufgrund seiner Geburt, seines Reichtums, seiner Ämter und seines stattlichen Aussehens. Im Alter von siebenundzwanzig Jahren war er Mitglied der Académie française, Herr über die Abteien von Chaise-Dieu, Montmajour und Saint-Waast von Arras – allein die zuletzt genannte brachte ihm dreihunderttausend Livres ein –, und schließlich erlangte er das Amt des Großalmoseniers von Frankreich, weiters den umworbenen Platz des Rektors der Sorbonne, die Kardinalswürde sowie den Bischofsstuhl von Straßburg.

Trotz seiner pompösen Titel und des Kardinalspurpurs war Rohan unwahrscheinlich eitel und selbstgefällig. Seine Prasserei in Wien, wo er als französischer Botschafter akkreditiert war, war derartig, daß die Kaiserin Maria Theresia, die Mutter Marie Antoinettes, schließlich um seine Abberufung bat. Wahrscheinlich aus diesem Grunde verachtete die Königin von Frankreich den Großalmosenier, der an ihrem Hof nichts galt, was diesen wiederum quälte. Um das Wohlgefallen Ihrer Majestät wiederzugewinnen, war der Kardinal zu allem bereit. Er mußte es dadurch beweisen, daß er die größte Dummheit seines Lebens beging, und zwar die Dummheit, die später den Untergang Cagliostros herbeiführte.

Rohan hielt an seinem Aberglauben genauso fest wie an seinem Glauben. Dieser Glauben, in dem sich Religion mit Magie vermischt fand, wurde von Cagliostro geblendet, der „sich bereit erklärt hatte, ihm bestimmte Kräfte zu übertragen". Zweifelsohne redete sich der Kardinal ein, der ägyptische Ritus, den der Großkophta verbreitete, taste die Würde eines Kirchenfürsten nicht an. Eine derartige Leichtgläubigkeit überrascht. Zur Entlastung des Prinzen soll jedoch erwähnt werden, daß die Adeligen seiner eigenen Familie jener extravaganten Epoche der Freimaurerloge angehörten.

Doch dadurch wurden die Feinde Cagliostros keineswegs entwaffnet. Ein von ihnen bezahlter Strolch namens Sacchi, den der Graf in seine Dienste genommen und später wieder entlassen hatte, verbreitete über seinen ehemaligen Herrn Verleumdungen. Und Cagliostro, der aller dieser Streitereien müde und über die ekelhaften Schmähschriften empört war, die über ihn im Umlauf waren, erstickte in diesem Intrigennetz. Deshalb entschloß er sich, die Stadt zu verlassen, und vermied es sogar, sich von seinen besten Freunden wie den Sarasins, dem Marschall von Contades, dem Kardinal Rohan und einem seiner Getreuen, dem Grafen Leopold von Lamberg, zu verabschieden, der am 1. Juli 1783 pathetisch seiner Familie schrieb: „Wir sind jetzt wie verlassene Kinder. Er verschwand ganz plötzlich, ohne daß jemand wüßte, wohin er ging. Wir hoffen immer noch, daß er bald wiederkommt . . . Mehrere unserer Freunde hier befinden sich in der gleichen Verlegenheit wie wir und erwarten ihn."

*

Die Affäre des Halsbandes der Königin, derentwegen schon soviel Tinte geflossen und die als die „Halsbandgeschichte" in die Geschichte eingegangen ist, ist eines der Lieblingsthemen aller Historiker. Diese Affäre wurde von Anfang an von den Gegnern der

Monarchie, den Unzufriedenen und Unruhestiftern, mit einem Wort von allen jenen – Franzosen oder Ausländern –, die die älteste Tochter der Kirche mit Vorbedacht in schlechten Ruf bringen wollten, eingefädelt und in Szene gesetzt. Welch ein glücklicher Zufall, daß ein hoher Prälat daran beteiligt war! Und nicht irgendeiner, sondern Seine Eminenz, der Großalmosenier von Frankreich, der ohne die Feindseligkeit der Königin aufgrund seines Amtes in Versailles seine großen und kleinen Auftritte hätte haben können. Welch einen willkommenen Anlaß ergab das endlich für die Lokalreporter, für die bösen Zungen und für die Aufrührerischen, die im dunkeln der Stunde des Aufstandes harrten. Vielleicht niemals zuvor hatte eine so unglaubliche und skandalöse Geschichte – bei der das betrügerische Intrigenspiel der Gräfin de la Motte-Valois und ihrer Clique, die Habsucht und die Torheit der Hofjuweliere Boehmer und Bassenge und die unwahrscheinliche Leichtgläubigkeit des Kardinals von Rohan Pate standen – so verheerende Folgen für den Thron von Frankreich gehabt, der aufgrund dieser Affäre drei Jahre vor Ausbruch der Französischen Revolution schwer erschüttert wurde. Marie Antoinette, die die hinreichend erwiesene Leichtfertigkeit ihres Lebenswandels schließlich mit ihrem Leben bezahlen mußte, ging zwar wohl nach dem Gesetz aus dem Abenteuer von jedem Verdacht gereinigt hervor, jedoch nicht in den Augen ihrer Untertanen.

Das Unglück wollte es, daß Cagliostro in diese unheilgeladene Angelegenheit verwickelt wurde, obwohl er daran nicht im geringsten beteiligt war. Die Folgen für ihn waren verhängnisvoll, da der Haß Marie Antoinettes ihn verfolgte, ohne jeglichen Grund, es sei denn wegen der Tatsache, daß er ein Freund und Schützling des Kardinals war, den sie verabscheute.

Am 30. Januar 1785 hielten die Cagliostros in der Hauptstadt ihren Einzug. Das Datum ist wichtig, weil die ganze Halsbandaffäre bereits vor ihrer Ankunft in Paris ausgetüftelt und ausgeheckt war.

Statt beim Kardinal abzusteigen, wie dieser Cagliostro gebeten hatte, ließ er sich in einem Privathotel nieder, das er von der Marquise d'Orvilliers in der Rue Saint-Claude in Marais, einem Stadtviertel im Bett eines alten Seine-Mäanders, gemietet hatte.

Der Graf und die Gräfin hielten ein offenes Haus. Sie lebten in großem Stil. Nach dem Essen versammelte sich in ihrem Salon regelmäßig eine große Menge Neugieriger, die von dem legendären Ruf des Großkophta angezogen waren. Zahlreich kamen auch Kranke, die Heilung suchten.

Der erste Pächter Labarthe schrieb in einem Brief an Seguier[1]: „. . . Diesen Mann will ich konsultieren. Ich bin sicher, daß mein Magen wieder wie der eines jungen Mannes wird und daß mein Asthma sowie meine Gicht verschwinden werden." Und er erinnerte ihn an die Heilung einer Madame Augeard, der Frau eines Pächters, die an einer unheilbaren Krankheit gelitten hatte und der Cagliostro ein Elixier gab, woraufhin alle ihre Schmerzen verschwunden waren.

Drei- oder viermal in der Woche kam der Kardinal in die Rue Saint-Claude zum Essen. Sein Gedeck lag stets bereit, und er ließ sich immer von einem zahlreichen Gefolge von Höflingen begleiten.

Die angesehensten Leute Frankreichs drängten sich in Cagliostros Salon. Die Damen des Hochadels hörten dem Magier gebannt zu: er verteidigte vor ihnen die Rechte der Frau, die die Freimaurer nicht anerkennen wollten. Genau zur gleichen Zeit wurde unter dem Namen Isis eine Initiationsloge gegründet, die den Damen hohen Standes vorbehalten war. Die Rolle der großen Herrin wurde der Gräfin Cagliostro anvertraut.

Auf einer der berühmten Soirées in der Rue Saint-Claude stellte der Kardinal Cagliostro Jeanne Gräfin de la Motte de Saint Rémy vor. Sie ließ sich Gräfin nennen und gab vor, von königlichem Blut zu sein, was sogar stimmte, da die Familie Saint-Rémy von einem anerkannten unehelichen Kind Heinrichs II. von Valois abstammte.

---

[1] Zitiert von Ribadeau-Dumas in *Cagliostro*, Arthaud, Paris.

„Sie war“, sagte Funck-Brentano[1], „ein kleines Geschöpf, fein und geschmeidig, von unbeständiger und aufmerksamer Anmut. Ihre Brust wäre wunschgemäß ausgefallen, wenn es davon mehr gegeben hätte, aber, wie Beugnot bemerkt, die Natur hatte in der Mitte aufgehört, und die eine Hälfte rief Bedauern über die zweite hervor.“

Sie hatte einen wachen, natürlichen Geist. Man sagte ihr Überzeugungstalent nach und daß sie ihr Ziel geradeaus, ohne irgendwelche Skrupel, verfolgte. „Alles dies zusammen“, berichtete Beugnot, der aus Erfahrung sprach, „stellte eine beängstigende Mischung für einen Beobachter und eine verführerische Person für einen gewöhnlichen Mann dar.“

Rohan, dem man nachsagte, gegenüber den Reizen der Madame de la Motte nicht unempfänglich gewesen zu sein, vergötterte sie. Sie hatte ihn glauben gemacht, daß die Königin Marie Antoinette sie in ihr Vertrauen gezogen habe, daß diese sie mit den delikatesten Aufgaben betraue, mit einem Wort: daß sie Zugang zum Hof habe. Das alles war zwar bloße Hoffnung, aber, um ihre Behauptung zu stützen, begab sich Jeanne de la Motte zweimal in der Woche nach Versailles, wo sie ein Zimmer in einer Herberge gemietet hatte. „Die Gräfin ist bei der Königin“, deutete dann ihr Gefolge an.

Mehr war nicht mehr erforderlich, um dem Kardinal den Kopf zu verdrehen. In seiner unheilbaren Leichtgläubigkeit redete der Prinz von Rohan sich ein, er könne mit ihrer Hilfe wieder die Gunst Marie Antoinettes gewinnen.

Kurz nach Cagliostros Ankunft in Paris vertraute sich der Kardinal ihm an. Er sparte nicht an Lobpreisungen Jeanne de la Mottes, die sich bemüht habe, ihn mit der Königin auszusöhnen. Er vergaß ebenfalls nicht zu erzählen, daß er sich am 12. August 1784 in ein Wäldchen in Versailles, das sich an das Gewächshaus

---

[1] *L'affaire du Collier,* Hachette, Paris.

anschloß, begeben und daß Ihre Majestät geruht habe, an dieser Stelle zu ihm zu sprechen; ja, sie habe ihm sogar eine Rose gereicht, die sie in der Hand hielt, und zu ihm gesagt: „Sie wissen, was dies bedeutet", und habe sich danach langsam „mit wirklich königlicher Würde entfernt". Diese ganze Geschichte war jedoch ein Schwindel. Eine Choristin, die Madame de la Motte für einen Abend engagiert hatte, spielte die Rolle Marie Antoinettes zusammen mit einem Komplizen namens Rétaux de Villette.

Cagliostro hörte dieser Erzählung, die jeder Wahrscheinlichkeit entbehrt, erstaunt zu. Er teilte dem Kardinal seine Zweifel mit. Dieser jedoch, ohne auf ihn zu hören, fügte hinzu, er habe der Gräfin fünfzigtausend Livres überreicht, „die die Königin von ihm für eine unglückliche Familie erbat", und wenig später nochmals einen Betrag von einhunderttausend Livres. Cagliostro versuchte, den Kardinal zur Vernunft zu bringen und ihm die Falle zu zeigen, die ihm die kecke Intrigantin gestellt hatte. Der arme Rohan ließ ihn nicht einmal richtig zu Wort kommen und pries Jeannes Geschicklichkeit, der gegenüber er unendliche Dankbarkeit empfand.

Ludwig von Rohan hatte nicht alles erzählt...

Boehmer und Bassenge, die Hofjuweliere, hatten beachtliche Summen bei der Herstellung eines herrlichen Diamantenhalsbandes, eines wirklich königlichen Schmuckstückes, vergeudet. Sein Preis betrug sechzehnhunderttausend Livres. „Für diesen Preis", soll die Königin gesagt haben, „könnte man ein Schiff im Dienst des Königs und der Nation bauen." Eine ausgezeichnete Antwort. Jeanne de la Motte jedoch, die sofort den Vorteil sah, den sie aus einer derartigen Angelegenheit ziehen konnte, entwarf sogleich einen unwahrscheinlichen Betrugsplan, für den der Prinz von Rohan bezahlen sollte.

Der Kardinal hält sich im Elsaß auf. Sie läßt ihm einen Brief schreiben: „Eine große Dame, die er kennt, stirbt vor Verlangen nach dem Halsband; sie will es kaufen, jedoch heimlich; ein sicherer Freund müßte den Kauf an ihrer Stelle vornehmen, und sie würde Garantien bis zum 1. August geben. An dem Tag würde sie zahlen.“

Der Kardinal versteht die Andeutung. Er kehrt schleunigst nach Paris zurück. Jeanne legt ihm einen gefälschten Brief der Königin vor. Boehmer und Bassenge beeilen sich, einen Vertrag aufzusetzen, der die Zahlungsbedingungen regelt. Rohan akzeptiert die Klauseln, verlangt jedoch, daß der Vertrag von Ihrer Majestät gegengezeichnet werde. Daran soll es nicht scheitern. Jeanne de la Motte, die nicht schnell aus dem Gleichgewicht zu bringen ist, legt ihm am nächsten Tag die Bestätigung vor. Die Königin hatte neben jeder Klausel den Zusatz „gebilligt“ hinzugefügt und mit ihrem – wie wir noch sehen werden – mehr als nur vollen Namen unterschrieben: Marie Antoinette von Frankreich.

Cagliostro, der nichts davon weiß, erfährt die Einzelheiten direkt vom Kardinal selbst. Rohans Naivität verwirrt ihn. Er versucht, ihm die Augen zu öffnen. Verlorene Mühe. „Es ist eine abgemachte Sache“, erwidert der Prinz.

Um Cagliostro von seinem Irrtum zu überzeugen, erzählt er ihm noch, er habe am vorhergehenden Abend das Halsband selbst nach Versailles gebracht. Die Gräfin de la Motte begleitete ihn. Sie stellte das kostbare Kästchen auf einen Tisch, als sich ein schwarzgekleideter Mann näherte, der ihm eine schriftliche Vollmacht vorzeigte, in der die Königin ihn anwies, dem Überbringer der Vollmacht die Diamanten zu überreichen. Der Streich war beendet.

Nachdem der Schwindel aufgedeckt worden war, klagte Jeanne Cagliostro an, das Halsband unterschlagen, in Stücke zerlegt und verkauft zu haben, während in Wirklichkeit sie selbst es gestohlen und zum Teil in Paris und zum Teil in Versailles abgesetzt hatte, und zwar mit Hilfe des schwarzgekleideten Komplizen vom Venuswäldchen in Versailles, Rétaux de Villette.

*

Mittlerweile wunderte sich der Kardinal, daß er den wunderbaren Schmuck nicht am Hals der Herrscherin sah, und zwar weder in der Kirche noch in Gesellschaft des Königs. Cagliostro verfolgte den Verlauf der Intrige aufmerksam. Das fiel ihm um so leichter, da der Großkanzler des Höchsten Rates der ägyptischen Maurerei sein Freund war, dessen Vorgesetzter in der Hierarchie er als Großkophta war. Dieser, Monsieur Baudart de Saint-James, war der wichtigste stille Teilhaber der Juweliere. Boehmer und Bassenge waren nun beunruhigt. Die erste Zahlung von dreihunderttausend Livres war noch nicht geleistet. Und Bassenge hatte Jeanne de la Motte davon unterrichtet. Sie deutete, indem sie sich mutig gab, an, daß der Kaufvertrag vielleicht gefälscht sei wie auch die Unterschriften.

„Kennen Sie Herrn von Cagliostro?“ fragte sie Bassenge unverblümt und fügte hinzu, der Kardinal treffe sich beunruhigend oft mit diesem Scharlatan, der damit prahle, Gold herstellen zu können, diesem mysteriösen mittellosen Magier, von dem man wisse, daß er mit Geld nur so um sich werfe.

„Was, mein Herr, wissen wir eigentlich über alle die Diamanten, die sich im Besitz des Herrn von Cagliostro befinden? Woher kommen sie? Dieser Mann besitzt sicher sehr viele. Man vermutet, der Kardinal habe sie ihm gegeben . . . Das klärt vielleicht den Verbleib Ihres Schmuckkästchens.“ [1]

Und sie fügte hinzu, man müsse den Prinzen zwingen, ernste Schritte zu unternehmen: „Der Kardinal besitzt ein großes Vermögen. Er wird Sie entschädigen.“

Die Juweliere trauten der Sache immer weniger, und der eine von ihnen, Boehmer, sandte Marie Antoinette ein Billett, das wie folgt schloß: „. . . Und wir sind wirklich in der Vorstellung zufrieden, daß der schönste Diamantenschmuck, den es gibt, der größten und besten aller Königinnen zu Diensten steht.“

Die Königin las den Brief zerstreut, reichte ihn an Madame

---

[1] *Archives nationales* X^2B 1417, Interrogatoire de Cagliostro (Verhör), 30. Januar 1786.

Campan, ihre Vorleserin, weiter, die ihn ihrerseits las und auch nicht klug daraus wurde. Schließlich verbrannte sie ihn.

Hätte sie ihn doch aufgehoben! Diese unüberlegte Handlung diente ihren Feinden später als Beweis, daß sie von dem Kauf des Halsbandes gewußt und daß sie es sehr wohl erhalten habe.

Am 3. August 1785 begibt sich Boehmer nach Versailles. Er trifft Madame Campan und hört von ihr, daß Marie Antoinette das Halsband niemals erhalten habe. Sechs Tage später bestätigt die Königin diese Tatsache und heißt ihn seine Erklärungen schriftlich vorzubringen. Am 12. wird der Bericht hinterlegt.

Der Kardinal warnt Cagliostro. Er hat seine schöne Sicherheit verloren, glaubt jedoch immer noch nicht an die Niederträchtigkeit der Gräfin de la Motte. Er hat sie sogar noch bei sich untergebracht, und zwar einige Tage bevor sie mit dem Geld und den noch nicht verkauften Steinen des Halsbandes nach Bar-sur-Aube abreist. Jetzt spricht Cagliostro ohne Zurückhaltung. Er beschwört den Prinzen, sich sofort zum König zu begeben, sich vor seine Füße zu werfen und ihm die ganze Wahrheit zu erzählen. Zögernd wartet Rohan noch zu. Und das Nicht-wieder-Gutzumachende nimmt seinen Lauf.

Der 15. August ist ein dreifacher Feiertag, auf den gleichzeitig Mariä Himmelfahrt, das Fest der Krone, das von Ludwig XIII. unter den Schutz der Jungfrau gestellt wurde, und schließlich der Geburtstag Marie Antoinettes fällt. Der Kardinal Rohan, der das bischöfliche Purpurgewand trägt, schickt sich an, in seiner Eigenschaft als Großalmosenier die Messe abzuhalten. Ein Offizier nähert sich Seiner Eminenz: Der König befiehlt ihn in sein Arbeitszimmer.

Ludwig XVI. hat seinen Rat einberufen. Es nehmen u. a. Miromesnil, der Siegelbewahrer, und der Minister Breteuil, ein erklärter Feind des Kardinals, daran teil. Im Gegensatz zum Üblichen ist auch die Königin diesmal anwesend. Und das Verhör beginnt. Um sich zu rechtfertigen, zieht Rohan den Brief aus der Tasche, den die Königin ihm schrieb. Der König überfliegt ihn und reicht ihn dem Kardinal mit den Worten zurück: „Mein Herr Cousin, das ist weder die Handschrift der Königin noch ihre Unterschrift. Wie konnte ein Prinz des Hauses von Rohan, wie konnte der Großalmosenier der Krone annehmen, die Königin unterschreibe mit ‚Marie Antoinette von Frankreich'? Jedermann weiß, daß Königinnen nur mit ihrem Taufnamen unterschreiben."

Der Kardinal bleibt stumm. Der König zögert, welche Haltung er annehmen solle. Doch die Königin, die sich bisher beherrscht hatte, bricht in Schluchzen aus. Ist das nicht Majestätsbeleidigung? Ist das nicht eine widerliche Beschimpfung und ein Vergehen, das nicht vergeben werden kann? Breteuil stimmt ihr zu, ohne die Folgen einer derartigen Handlung, ohne den Skandal zu bedenken, der den Thron und den Adel vor aller Welt bloßstellen wird, dies noch dazu in einer Zeit, in der die Monarchie, das ganze Ancien Régime, bereits durch revolutionäre Ideen unterminiert war. Wie schon Henri-Robert schrieb: „Der König hätte sicher verziehen. Aber der Ehemann verdammte."[1]

Die Tür des Arbeitszimmers öffnet sich. Der Kardinal, sehr bleich, erscheint im Türrahmen, als man eine laute Stimme, die des Barons de Breteuil, vernimmt: „Verhaften Sie den Kardinal!"

*

Am nächsten Morgen wird der Prinz von Rohan in die Bastille überführt. Am 18. August 1785 wird Madame de la Motte in Bar-sur-Aube festgenommen und ins Gefängnis geworfen. Am 21. schicken der König und Breteuil dem Marquis de Launay zwei geheime Verhaftungsbefehle mit der Anordnung, den Grafen und die Gräfin von Cagliostro im Schloß der Bastille entgegenzunehmen.

Zwei Tage später klopft Chesron, Kommissar des Châtelets, in Begleitung des Inspektors des Brugnières und mehreren Polizeibeamten um sieben Uhr morgens an die Tür des Hotels in der Rue Saint-Claude. Cagliostro erwartete diesen Besuch bereits.

---

[1] *Les grands procès de l'histoire,* Payot, Paris 1925.

„Am 15. August", schrieb er in seinen Memoiren, „erfuhr ich mit ganz Paris, daß der Kardinal von Rohan soeben verhaftet worden sei. Einige Personen warnten mich: da ich ein Freund des Kardinals sei, könnte mich das gleiche Schicksal ereilen. Da ich jedoch von meiner Unschuld überzeugt war, antwortete ich, daß ich mich mit der Gefahr abgefunden hätte und bei mir zu Hause den Willen Gottes und der Regierung abwarten würde."

Sofort bei ihrer Ankunft ergreifen die Häscher alle Papiere, die sich in einem Sekretär befinden. Sie stecken sie in einen großen Umschlag, den sie mit „zwei roten Siegeln" verschließen. Cagliostro hält es nicht für angebracht, auch sein Siegel anzubringen. Das Protokoll der Hausdurchsuchung besagt unter anderem: „Nichts Verdächtiges wurde gefunden."

Dann ergreift der Polizeiinspektor Cagliostro und „schleift ihn am Kragen zwischen vier bewaffneten Polizisten".[1] Auf der Straße wartet eine Droschke. Cagliostro wird hineingestoßen. Auf diese Weise trifft er gegen acht Uhr morgens in der Bastille ein.

Gleichzeitig führt Chesron die Hausdurchsuchung fort, bricht Schlösser auf und sammelt in einem großen Karton Männer- und Frauenschmuck, zwei Rollen Goldstücke, Portemonnaies mit Kleingeld, Edelsteine sowie eine große Anzahl von Fläschchen und Tiegeln, die Elixiere, Heilsalben und anderes enthalten. Selbstverständlich findet sich keine Spur des berüchtigten Halsbandes. Danach begleitet Cagliostro Serafina (die durch die Denunziationen von Madame de la Motte kaum weniger als ihr Mann kompromittiert wurde) zur Bastille.

Cagliostro verbringt sechs Monate im Gefängnis, wobei er in einem Verlies eingesperrt sitzt, in das weder Luft noch Licht dringt. Während dieser langen Haftzeit leidet er seelisch am meisten darunter, daß er nichts über seine Frau erfährt. Er wußte nicht, daß Serafina – welch ein Hohn! – in dem sogenannten „Freiheitsturm" untergebracht war.

[1] *Mémoire contre Chesron,* Paris 1786.

Alexander schrieb seiner Frau einen Brief nach dem anderen, die vom Gefängnisverwalter unterwegs aufgefangen wurden. Drei davon, in italienischer Sprache, sind uns erhalten geblieben, sie befinden sich in der Staatsbibliothek. Im Brief vom 14. November kann man das Folgende lesen: „. . . Ich möchte nur, daß Gott mir die Gnade gewährt, in Deinen Armen zu sterben. Ich drücke Dich an meine Brust. Adieu. Dein unglücklicher Mann, der sein Leben aushaucht und Dich anbetet."

In einem anderen Flügel des Schlosses logierte Rohan, den die Pariserinnen, die für ihn Partei nahmen, die „schöne Eminenz" nannten. Sie brachten rote und gelbe Tücher in Mode, die sie als „Kardinal auf dem Stroh" bezeichneten. In Wirklichkeit war das „Stroh" der Bastille für Rohan verhältnismäßig weich. Er verfügte über zwei Gemächer und hatte für seinen persönlichen Dienst Anrecht auf drei Bedienstete. Abends war sein Tisch zum Teil für zwanzig und mehr Gäste gedeckt, und man stieß mit Champagner auf seine Unschuld an.

Am 26. März 1886 wurde Serafina auf freien Fuß gesetzt. Bei ihrer Rückkehr wurde sie in der Rue Saint-Claude von den Freunden und Getreuen des Großkophta begeistert empfangen. Eine dem Portier überreichte Liste füllte sich mit Unterschriften.

Cagliostro durfte schließlich, nach hochnotpeinlichen Verhören, einen Verteidiger wählen. Thilorier, ein begabter Rechtsanwalt, konnte unter den Augen seines Klienten an einer Denkschrift arbeiten, von der die ersten Exemplare unter dem Titel *Mémoire pour le comte Cagliostro* am 18. Februar 1786 erschienen. In Paris riß man sie sich aus den Händen.

Einige Monate später wird Recht gesprochen: Kardinal von Rohan und der Graf Cagliostro „sind von jeder Anklage freigesprochen. Madame de la Motte wird verurteilt, ausgepeitscht, mit dem glühenden Eisen markiert und auf Lebenszeit in die Salpêtrière[1] eingewiesen zu werden". Der Freispruch Rohans und

[1] Hospiz für alte Frauen und Geisteskranke in Paris.

mit ihm Cagliostros war eine stillschweigende Verdammung Marie Antoinettes.

Am gleichen Abend befahl der Baron de Breteuil dem Gouverneur der Bastille, den Kardinal von Rohan und Herrn Cagliostro freizulassen ... Kurz vor Mitternacht – solche Nachrichten verbreiteten sich in Paris blitzschnell – begleitete eine vor Begeisterung taumelnde Menge den Großkophta bis zu seinem Hotel. Trommeln und Fanfaren – so erfährt man aus dem (in der Staatsbibliothek aufbewahrten) *Journal de Hardy* – erwarteten ihn am Ausgang. Die Nachbarn hatten alle Lichter angezündet. Auf der Straße hallten die Rufe wider: „Es lebe Cagliostro! Es lebe der Wohltäter der Menschheit!" Der Meister erschien strahlend auf dem Balkon, „um die begeisterte, jubelnde Menschenmenge, die in die Hände klatschte und nach ihm verlangte, wiederholt zu grüßen."

Am nächsten Morgen mußte Cagliostro seine Hoffnungen herunterschrauben. Ein vom König unterzeichneter Erlaß befahl ihm, Paris innerhalb von acht Tagen und das Königreich innerhalb von drei Wochen zu verlassen. Der Marquis de Boulainvilliers, dessen Frau Cagliostro behandelt hatte, bot ihm in dankbarer Erinnerung seine Wohnung im Dorf Passy an. Schaulustige und Anhänger folgten Cagliostro dorthin.

Brenner, ein Basler, der jedoch in Paris lebte, schrieb seinen Freunden Jacques und Gertrude Sarasin: „Ganz Frankreich besuchte und besucht ihn. Ganz Paris spricht nur von ihm und hofft, daß diesem teuren Mann Gerechtigkeit und Wiedergutmachung widerfahre ..."

Einer seiner Anhänger schrieb Cagliostro: „Ich warte ehrfürchtig und unterwürfig auf Ihre erhabenen Befehle, mein Meister; was immer Sie mir auch befehlen mögen, ich werde es eifrig ausführen, wie Sie es von einem Untertanen erwarten können, der Ihnen angehört und der Ihnen Treue geschworen und den blindesten Gehorsam versprochen hat ..." So oder ähnlich ist der Ton der Briefe, die Cagliostro nach seiner willkürlichen Verhaftung erhielt. Man kann sich nur schlecht vorstellen, in welchem Maße es unser Held verstand, seine Adepten an sich zu binden und unter den Massen wahren Fanatismus zu wecken, und das in einem Jahrhundert, das sich als das der Vernunft sah.

Ohne das schreckliche Mißgeschick zu erahnen, das es ereilen sollte, schiffte sich das verbannte Paar in Boulogne ein. Auf dem Kai fanden sich Tausende von Menschen ein, die auf den Knien den Segen ihres Schutzherrn erflehten.

*

Marie Antoinette war über den Freispruch des Kardinals und Cagliostros außer sich. Die in ihrem Stolz verletzte Königin betrachtete die Begeisterung der Pariser für die zwei Angeklagten als einen Schimpf, der ihrer königlichen Person angetan wurde. Rohan verhielt sich ruhig und zog sich auf seine Ländereien zurück. Hätte Cagliostro sich ebenso verhalten, wäre ihm viel Kummer erspart geblieben. Zweifelsohne lag es jedoch in seiner Natur, die Gesellschaft herauszufordern und die Männer an der Macht, der weltlichen und geistlichen, zu provozieren. Auf die gleiche Weise hatte er sich gegenüber der Kirche in Rom verhalten. Der Giuseppe Balsamo seiner Jugend kam wieder zum Vorschein.

Einige Tag nach seiner Ankunft in London versuchte Cagliostro über seinen Rechtsanwalt Thilorier, Schadenersatz samt Zinsen von dem Polizisten Chesron und dem Gouverneur der Bastille, dem Marquis de Launay, einzuklagen. Der Angeklagte war zum Ankläger geworden. Er forderte einen Betrag von einhunderttausend Livres als Schadenersatz für die Wertsachen, die ihm anläßlich der Hausdurchsuchung in der Rue Saint-Claude unterschlagen worden seien, sowie fünfzigtausend Livres „für die unschätzbaren Unterlagen und Papiere, die bei der gleichen Gelegenheit verschwanden oder ihm entwendet wurden". Mit einem Erlaß vom 10. Juli 1786 befahl der König, den Fall zu untersuchen. Tatsächlich aber wurde der Fall nicht weiter untersucht. Der Baron de Breteuil, der sich wiederum Cagliostros bemächtigen wollte, beauftragte Frankreichs Botschafter in London, Cagliostro aufzufordern, sich in die Hauptstadt zu begeben. Dieser jedoch witterte die Falle, und in einem Brief, der *Lettre au peuple anglais,* rechtfertigte er sich und führte die Gründe an, die ihn daran hinderten, sich nach Frankreich zu begeben.

Inzwischen war in Paris ein Brief von Cagliostro im Umlauf, der bald unter dem Namen *Lettre au peuple français*[1] bekannt wurde und in dem der Verbannte das Regime brandmarkte und den Baron angriff: „. . . Nun hat man mich aus Frankreich verjagt! Man hat den König getäuscht." Und weiter unten: „Ja, ich verkünde, ein Prinz wird über Euch herrschen, zu dessen Ruhm es gereichen wird, die geheimen Haftbefehle des Königs abzuschaffen, die Generalstände einzuberufen und vor allem die wahre Religion wieder einzusetzen."

Dieser Brief trieb den Zorn der Königin und den Haß des allmächtigen Ministers auf den Siedepunkt. Breteuil entschloß sich zu handeln. In London stand dem Kabinett eine Zeitschrift zu Diensten, die zweimal im Monat auf französisch erschien, der *Courrier de l'Europe.* Trotz des schönen Titels war es ein übles Blatt und ein Instrument der Erpressung, dessen Chefredakteur namens Morande jeweils dem Meistbietenden seine Feder verkaufte. Von der französischen Geheimpolizei gekauft, veröffentlichte er eine Serie haßerfüllter, zum größten Teil erfundener Artikel voller Beleidigungen und Verleumdungen gegen Cagliostro und sogar die niederträchtigen Erklärungen der La Motte, die das Gericht zurückgewiesen hatte. Desgleichen nutzte Morande die gemeine Schmähschrift des von Cagliostros Feinden bezahlten Sacchi, den Morande gegen teures Entgelt nach England kommen ließ, für seine finsteren Zwecke.

Cagliostro, der diesen neuerlichen Angriffen ausgesetzt war, hatte bald weder den Wunsch noch den Mut, sich ihnen ent-

---

[1] Eine handschriftliche Kopie befindet sich in der Bibliothek des Arsenals in Paris.

gegenzustellen. Erschöpfung und Abscheu waren stärker als er. Gleichzeitig büßte er auch allmählich sein Ansehen und sein Geheimnis ein. Bevor er jedoch London verließ, schrieb er gleichwohl noch einen weiteren Brief an die Engländer, in dem er den zynischen Redakteur des *Courrier de l'Europe* geißelt: „Ich überlasse", schrieb er, „einen gebrandmarkten Schriftsteller, den Frankreich abgewiesen und England desavouiert hat, seinen eigenen Schandtaten." Diese Haltung vermag kaum zu überraschen. Erstaunlicherweise trug die Kampagne Morandes, die er auch noch nach Cagliostros Abreise fortsetzte, ihre Früchte: sie führte Cagliostro später nach Rom in die Verliese der Engelsburg.

*

Nachdem Cagliostro seine Frau mit der Auflösung ihrer Wohnung in London beauftragt hatte, begab er sich nach Basel, wohin er von seinen treuen Freunden, der Familie Sarasin, eingeladen worden war. Serafina schloß sich ihm kurze Zeit darauf an, obwohl sie zeitweise den Eindruck hervorrief, mit seinen Feinden im Bunde zu stehen.

Cagliostro ließ sich in Biel auf einem kleinen Rittergut nieder, das die Sarasins für ihn gemietet hatten. Dort verbrachte er seine letzten glücklichen Tage. Er empfing hochgestellte Personen und betreute Kranke. Auf diesem Rittergut trafen auch zum erstenmal die Mitglieder der „Mutterloge der helvetischen Länder" in Uniform zusammen. Cagliostro wurde ein triumphaler Empfang bereitet. Seine Marmorbüste thronte in der Mitte des Raumes. Die Eingeweihten eilten aus allen Gegenden der Schweiz herbei. Der Ruf seiner Heilungen hatte sich weitum verbreitet, aus Turin und Marseille reisten die Kranken an. Der Graf hätte in aller Ruhe in der Schweiz inmitten seiner Anhänger und seiner Patienten arbeiten können. Da er jedoch von Tag zu Tag reizbarer und streitsüchtiger wurde, dauerte es nicht lange, bis er sich mit einem Apotheker zerstritt, dem er das Geheimnis seiner Heilmittel anvertraut hatte. Dem folgte der Streit mit einem Herrn Loutherbourg, der ihn zum Duell aufforderte und gegen den er eine Klage einreichte.

Eines schönen Tages ließ er unerwartet seine einzigen Freunde, die ihm bis zum Ende verbunden blieben, im Stich und reiste – Opfer eines ständigen Zwanges nach Veränderungen – nach Aix und anschließend nach Turin, wo der König von Sardinien ihm den Befehl erteilte, „innerhalb von vierundzwanzig Stunden seinen Staat zu verlassen“. Rovereto und danach Trient sahen das gedemütigte Paar auf seiner Durchreise. Der Kaiser Joseph II., der Bruder Marie Antoinettes, ersuchte den Erzbischof von Trient, „diesen gefährlichen Schwärmer, diesen Scharlatan und Großmeister eines verfemten Ritus nicht zu beherbergen“. Schließlich – man weiß nicht, welch unglückseliger Trieb sie dazu zwang – begaben sich die Cagliostros auf den Weg nach Rom. Der Großkophta hegte anscheinend die unsinnige Hoffnung, seinen Freimaurerorden vom Papst anerkennen zu lassen.

Der Bischof von Trient, dem er geschmeichelt hatte, brachte es fertig, vom Kardinal-Staatssekretär einen Brief zu erhalten, in dem dieser erklärte, daß „dem Herrn Cagliostro unter keinen Umständen eine Anschuldigung bevorstand“.

Warum erinnerte er sich nicht an die Unterhaltungen, die er in Trient mit dem Pater Ghezzi, dem Pfarrer von Santa Magdalena, geführt hatte? Dieser hatte ihm immerhin klar und deutlich erklärt, daß die Freimaurerei ein Werk des Teufels sei, daß Papst Clemens XII. im Jahre 1738 und im Jahre 1751 Papst Benedikt XIV. die Söhne Hirams verdammt hatte. Ohne dies alles zu berücksichtigen, hielten der Großkophta und die große Herrin mit ihrer Karosse ihren Einzug in Rom.

Im Lauf ihrer letzten Wochen, die sie in Freiheit verbrachten, erlebten sie einen Aufschwung ihrer Beliebtheit. Eine Prinzessin Lambertini, ein Marquis Vivaldi lobten Cagliostros Pulver und Tabletten. Die Adeligen Roms, der Maurerei verbunden, sparten nicht mit ihrem Lob. Unbesorgt gab Cagliostro auch weiterhin Orakelsprüche von sich und verteilte an die Alten einige Tropfen seines Lebenselixiers, während sich bereits das Komplott vorbereitete, das sein Ende herbeiführte. Serafina, die sich seit dem Aufenthalt in London wiederholt den Einfällen ihres Mannes, des Magier-Heilers, widersetzt hatte, verriet ihn schließlich. Im September 1789 erfuhr das Heilige Officium, die Gräfin wolle gewisse Enthüllungen machen, die für ihre Seelenruhe unentbehrlich seien. Ihre rechtmäßig zu Protokoll gegebenen Aussagen wurden gesammelt. Langsam, aber sicher ließ sich die Affäre an. Zwei neue Denunziationen wurden gegen Cagliostro lanciert. Jetzt fühlte sich dieser verloren. Aus Basel warnten ihn seine protestantischen Freunde vor den Gefahren, denen er in der Höhle des Papstes ausgesetzt sei. Die Warnung – auf die er zweifelsohne nicht gehört hätte – kam jedoch zu spät: Am Ende der Messe, am 27. Dezember 1789 begab sich der Heilige Vater zu seinem Staatssekretär und erteilte den Befehl, den Grafen Alexander von Cagliostro sofort festzunehmen. Seine Frau dagegen wurde, als Geste des Dankes für ihre Geständnisse, in ein Kloster überführt.

Am gleichen Abend gab ein öffentliches Blatt das Ereignis bekannt, in dem Cagliostro unter seinem richtigen Namen Joseph Balsamo aufgeführt wurde. Zum erstenmal protestierte der Großkophta – ohne Zweifel unter Zwang – in keiner Weise.

*

Die gegen Cagliostro gerichteten Verfolgungen können durch den Schrecken erklärt, wenn auch nicht gerechtfertigt werden, den die Ereignisse in Frankreich dem Heiligen Stuhl einflößten. Die Bastille von der tobenden Masse erstürmt, geschleift und ihr Kommandant Launay von der Menge niedergemetzelt, Tagung der Generalstände in Versailles, Ludwig XVI. Gefangener im Louvre, und die ersten Erschütterungen der Revolution – dies alles rief in Rom Schmerz, Empörung und Furcht hervor. Der Papst wohnte dem Schauspiel, das Frankreich, die älteste Tochter der Kirche, zu jener Zeit bot, mit Schrecken bei.

Aber abgesehen davon war die Art, in der der Prozeß geführt

wurde, unwürdig. Zeugen – und solche findet man stets – klagten Cagliostro der Gotteslästerung sowie des Verbrechens an, „frevelhafte Vorhaben gegen unseren Herrn, die Jungfrau und die heiligen Sakramente gehegt zu haben". Darüber hinaus warf man ihm vor, Betrügereien und Fälschungen begangen und magischen Praktiken gehuldigt zu haben. Desgleichen habe er „durch unzüchtige Verfahren sexuelle Handlungen provoziert". Er wurde gepeinigt und gefoltert, und er mußte dreiundvierzig entkräftende Verhöre über sich ergehen lassen.

Seine Rechtsanwälte, die ihm erst ein Jahr später von Amts wegen beigestellt wurden, fanden ihn auf einer Pritsche, die von Ungeziefer wimmelte. Seine Nahrung – so überbringt uns Photiades – rief Mitleid hervor. Er hatte lediglich auf eine Mahlzeit pro Tag Anrecht. Man erlaubte es ihm nicht, seine Zelle zu verlassen, noch durfte er rauchen. Dies alles war schließlich ein fester Bestandteil der grausamen Methoden der Inquisition.

Dagegen muß man mit Empörung die Fahrlässigkeit, die Skrupellosigkeit und die Parteilichkeit feststellen, die die Richter des Tribunals an den Tag legten. Ihre hauptsächlichen Anklagen beruhten auf zweifelhaften, gefälschten oder falschen Unterlagen. Die Prozeßprotokolle wurden in einem Buch veröffentlicht, das unter dem Titel „Das Leben des Joseph Balsamo" bekannt ist und das einem Jesuiten, dem Pater Marcello, zugeschrieben wird.[1]

Dieses Werk hat die Verleumdungen aufgenommen und erweitert, die von Jeanne de la Motte vor ihrem Widerruf und von Morande, dem verschlagenen und korrupten Direktor des *Courrier de l'Europe,* verbreitet worden waren, wofür der letztere – für seine niedrigen Dienste – zweitausendvierhundert Livres von der französischen Regierung erhalten hatte.[2]

---

[1] *Vie de Joseph Balsamo* — „bekannt unter dem Namen Graf Cagliostro, Auszug aus dem Prozeß, der im Jahre 1790 in Rom gegen ihn geführt wurde; nach dem italienischen Original übersetzt, von der Apostolischen Kammer gedruckt, mit kuriosen Noten bereichert und mit seinem Porträt versehen: 1 vol. in-8 in Paris und Straßburg, 1791".

[2] Archive des Außenministeriums, *Mémoires et documents,* Band 560.

Die Beweisstücke des Prozesses, der vom Gericht des Heiligen Officiums angestrengt wurde, stützten sich insbesondere auf das Lügen- und Verleumdungsgewebe, von denen Cagliostro nach seinem Freispruch in der Halsbandgeschichte hätte befreit sein sollen.

Das Urteil wird erst am 7. April 1791 gefällt, d. h. mehr als fünfzehn Monate nach seiner Verhaftung. In Gegenwart des Papstes wird Cagliostro, entkräftet und im Fieberwahn, wobei sein Kopf von einem schwarzen Tuch verdeckt wird, verurteilt und dem Henker ausgeliefert, und zwar „wegen des Verbrechens der Freimaurerei und als Ketzer, Häretiker und Praktiker abergläubischer Magie". Als besondere Gnade wird die Todesstrafe in lebenslängliche Gefängnisstrafe umgewandelt. Zum Dank für ihren Verrat am eigenen Mann wird Serafina zugestanden, „in der Ruhe des Klosters von Santa Appolonia das Ende ihrer Tage zu erwarten, wofür die päpstliche Schatulle ihr eine Pension für den Unterhalt bewilligt".

Am 16. April 1791 überführte man Cagliostro auf die Festung San Leo, einem entsetzlichen Gefängnis, wo er heimlich gefangengehalten wurde; er durfte weder lesen noch schreiben und war den furchtbarsten Körperstrafen ausgesetzt. Seine Schmerzensschreie, berichtet ein römischer Chronist, hallten bis zu beiden Enden des Dorfes wider.

Sein Martyrium dauerte vier Jahre. Am 26. April 1795 wurde der „göttliche Cagliostro", wie ihn seine Basler Freunde nannten, von seinen Wärtern tot auf dem Boden seines Karzers aufgefunden. Zwei Jahre später drangen die Franzosen in Rom ein und sprengten die Festung.

„Ich werde das, was ich sein will", erklärte der Großkophta einmal. Damit nahm er zwar ein Stück moderner Psychologie vorweg, ohne aber das Ende vorauszuahnen, das ihm das Schicksal zugedacht hatte. Es hätte ihn wahrscheinlich getröstet zu wissen, daß er das letzte Opfer der Inquisition war.

Mesmer, Arzt und Pionier der Wissenschaft

Vor einigen Jahren konnte man in den Kasinos eine Attraktion sehen, die ein Publikum anzog, das auf das Ungewöhnliche begierig war. Auf dem Plakat stachen die in Großbuchstaben gedruckten Worte hervor: „Mesmers Kübel." Der Bühnenkünstler brachte einen großen Kübel voll Wasser auf die Bühne und bat die Zuschauer, rundum Platz zu nehmen. Danach bat er sie, Schuhe und Strümpfe auszuziehen und die Füße ins Wasser zu tauchen. Dann blickte er ihnen starr in die Augen, führte einige Berührungen durch, die magnetische Kräfte übertragen sollten, und hieß sie einzuschlafen. Und daraufhin sah man, wie einige von ihnen – nicht alle waren seine Komplizen, das haben wir überprüft – den Kopf nach hinten lehnten und in eine Art kataleptischen Kurzschlafs fielen. Der Bühnenkünstler der Musikhalle wiederholte zwei Jahrhunderte später, was im Prinzip Mesmers Verfahren war. Ein Verfahren, das ihm zu seiner Zeit viel Ruhm, aber auch heftige Kritik eintrug.

*

Franz Anton Mesmer wurde am 23. Mai 1734 in Iznang in der Nähe von Konstanz geboren. Er studierte mit Erfolg Philosophie, Jura, Mathematik und Medizin und erlangte im Alter von sechzehn Jahren den Titel eines Doktors der Theologie. Er war ein hervorstechender, intelligenter und für seine Zeit sehr gelehrter Mann, besaß jedoch einen jähzornigen Charakter, schlief schlecht und neigte zu Streitigkeiten, die bisweilen zu Prozessen führen sollten. Professor Lévy-Valensi ging sogar so weit zu sagen: „Er war so etwas wie ein Geistesgestörter." Seine Verleumder behandelten ihn als Scharlatan. Das ist schnell gesagt und ziemlich ungerecht. Wenn er auch die Gründe für das Funktionieren seines Systems weder befriedigend theoretisch erklären noch systematisch beweisen konnte, so sollte seine Aufrichtigkeit dennoch nicht bezweifelt werden: Er glaubte an die Echtheit der von ihm bewirkten Phänomene und an die Wirksamkeit seiner Heilmethoden.

In seiner Jugend war er von dem Talent der Rutengänger beeindruckt und bediente sich mit ihnen zusammen der Wünschelrute. Es schien ihm, sagte er später, daß „er die Anziehungskraft des Wassers körperlich spüre".

Der Arzt Vinchon hat sehr zu Recht auf den Einfluß hingewiesen, den Mesmer auf so viele Schwärmer ausgeübt hatte. Diese „Illuminierten", von denen nicht wenige die okkulten und die exakten Wissenschaften zugleich studierten, wollten eine Beziehung zwischen den geheimnisvollen Erscheinungen und den Tatsachen herstellen, die durch wissenschaftliche Gesetze bewiesen werden können. Für sie und auch für Mesmer enthält jedes Vorurteil, wie auch jeder Aberglauben, ein Stück Wahrheit, das die „Vernunft", die den Anhängern der von Diderot und Alembert herausgegebenen *Enzyklopädie* damals so teuer war, kaum erklären kann.

Mesmer gehörte in Wien einem Kreis von Schwärmern an, die den Namen „Orden der eingeweihten Ritter und Brüder von Asien" trug. Es versteht sich fast von selbst, daß sie alle Freimaurer waren. Die Ordensritter glaubten an den Einfluß der Gestirne auf Menschen und Gegenstände. Ihr Einfluß auf den menschlichen Körper, der dem Gesetz der allgemeinen Schwereanziehung von Newton (1683) abgeleitet war, wurde von Mesmer wieder aufgenommen, und zwar in einer These mit dem Titel *De inflexir planetarum in corpus humanum.*

Sein Name ist mit dem tierischen bzw. „animalischen Magnetismus" verbunden. Von 1775 an, d. h. neun Jahre nachdem er seinen Doktor der Medizin in Wien gemacht hatte, veröffentlichte er eine Art Manifest in Form eines Briefes an einen fremden Arzt, in dem er seine Theorie, allerdings ziemlich nebelhaft, darstellte. Diesem Brief zufolge unterliegt der Mensch, der aus den gleichen Stoffen wie das Universum besteht, einer Reihe von Einflüssen, insbesondere jenen des Mondes, dessen Einfluß auf Pflanzen festgestellt worden war. Sprach man nicht schon in der Umgangssprache von Mondsüchtigen? Der Magnetismus ist, wenn man Mesmer folgen will, eine Art Beziehung, die zwischen den Naturkräften und dem menschlichen Körper besteht. Die Organe des Menschen können fluidale Flüssigkeiten einfangen, in die die Atmosphäre getaucht ist und die die Nerven- und Muskeltätigkeit anregen oder schwächen. Falls diese Erregbarkeit vermindert oder aufgehoben wird, tritt eine Disharmonie auf, was Krankheit bedeutet. Es gibt – immer nach Mesmer – nur diesen einen Grund für die Krankheit; wie es auch nur ein Heilverfahren gibt: den Magnetismus, der es der Natur erlaubt, das Übel durch Krisen zu überwinden. Und solche „Heilkrisen" rief er bei seinen Patienten hervor.

Die Arztkollegen Mesmers lehnten sich insbesondere gegen die simplifizierende Schlußfolgerung seiner Schrift auf. Es erschien ihnen unmöglich, alles auf die Einheit seiner Entdeckung zurückzuführen, was ja tatsächlich nicht möglich war. Eine der wichtigsten Ideen, die der Theosoph Claude de Saint-Martin vorgebracht hatte, lief auf das Vorhandensein eines universellen Prinzips auf dem Gebiet der Wissenschaften hinaus. Mesmer übernahm diese Lehre und wandte sie auf die Medizin an.

Der Aufsatz Mesmers, der trotz der Kühnheit seiner Vorstellungen verworren und unverständlich war, wurde von den Gelehrten kaum beachtet. Dasselbe trifft später auch auf seine weiteren Schriften zu. Im Jahre 1819, vier Jahre nach Mesmers Tod, erschien unter dem Verfassernamen J.-P. Deleuze eine *Histoire critique du magnétisme animal* (Kritische Geschichte des tierischen Magnetismus). Wir zitieren hier einen Absatz, der, scheint es, Mesmers Vorgangsweise ausgezeichnet zusammenfaßt: „Als Mesmer den Magnetismus entdeckte, bemerkte er lediglich die Wirkungen, die ihn erstaunten; da er nicht den wahren Grund erfahren konnte, erfand er eine großartige Theorie, um diese Wirkungen zu erklären; gemäß dieser Theorie erfand er seine Methoden, und danach schließlich baute er seine Behandlungen auf."

Mesmers Theorie, originell und bestreitbar wie sie war, wurde von einer Reihe von Ärzten böswillig aufgenommen. Diese schwarzgekleideten und von ihrem Ernst überzeugten Herren klagten den Verfasser an, sich nicht an die hochheiligen Lehren der Fakultät zu halten. Das sollte uns jedoch nicht erstaunen, und zwar genausowenig wie die Reaktion der von Mesmer geheilten Kranken, die überall seine Fähigkeiten rühmten.

*

Mesmer, der gerade eine ziemlich reiche Witwe, zehn Jahre älter als er, geheiratet hatte, ließ sich in Wien nieder, wo er einer der angesehensten Ärzte seiner Zeit wurde. Seine Frau brachte den beachtlichen Betrag von dreißigtausend Goldtalern in die Ehe, die es ihm erlaubten, eine luxuriöse Herberge in der Nähe des Praters als Wohnstatt zu wählen.

In Wien lernt Mesmer auch den jungen Wolfgang Amadeus Mozart, desgleichen Haydn und Gluck kennen. Die Musik nimmt in Mesmers Leben einen wichtigen Platz ein. Im Zuge seiner Behandlungen verwendete er melodiöse Hintergrundmusik, die zum größten Teil den Opern seiner Zeit entnommen war, und erzeugte dadurch eine Atmosphäre, die zur inneren Sammlung seiner Kranken beitrug.

In Mesmers Freilufttheater wurde zum erstenmal das Frühwerk des Wunderkindes Mozart aufgeführt: *Bastien und Bastienne.* Er war damals zwölf Jahre alt. Später, in *Cosi fan tutte,* läßt Mozart eine Sängerin, die als Arzt auftritt, sagen, sie werde heilen, und zwar „dank dieses Magneten, dessen sich Mesmer früher einmal bediente".

Zu Beginn seiner Karriere bediente sich Mesmer in der Tat des Magneteisens, um seine Heilungen durchzuführen. Der erste Fall, den er in seiner Schrift über die Entdeckung des tierischen Magnetismus anführt, bezog sich auf eine junge Frau von neunundzwanzig Jahren, Franze Oesterlin. Mesmers Beobachtungen verzeichneten Brechzustände, Fieberwahn, Krämpfe und abwechselnd Krisen und ihr Nachlassen. Nachdem alle Behandlungen versagten, dachte Mesmer an den Magneten, dessen Heilkräfte offenbar in

England bereits bekannt waren. Zu diesem Zweck ließ er im Laboratorium von Pater Hell, einem bekannten Astronomen, „Magneteisen von praktischer Form herstellen, die auf den Körper und die Glieder gelegt werden konnten". Und Fräulein Oesterlin wurde gesund...

Es ist fast sicher, daß die unbestreitbare Suggestionskraft Mesmers bei der „wunderbaren" Heilung seiner Patientin sehr stark im Spiel war. Es soll hier jedoch auch kurz erwähnt werden, daß noch heute nicht wenige Menschen, entweder aus Aberglauben oder aus Überzeugung, am Arm eine Art von Reifen aus magnetischem Metall tragen. Als Pater Hell Anspruch auf die Entdeckung des Magneten erhob – was jedenfalls unrichtig ist –, entzweite sich Mesmer mit ihm. Und zu dieser Zeit, zufällig oder aus Ärger, sprach er dem Magneten jegliche besondere Wirkung ab und führte diese nur noch auf das „Fluidum" zurück. Wie bereits Vinchon erwähnte, zeitigte diese Abwendung zumindest ein Ergebnis: Mesmer läßt die Magneten beiseite, ebenso auch den Mineralmagnetismus, und hält sich von nun an ausschließlich an den „tierischen Magnetismus".

Er behauptete, daß „die lebenden Körper aufeinander eine Anziehungskraft ausüben; der Austausch psychischer Kraft zwischen dem behandelnden Arzt und dem Patienten stärkt bei dem letzteren den Willen, gesund zu werden" (was man nicht leugnen kann); er sagte aber auch (was schon eher bestreitbar ist), dieser Ausgleich psychischer Kraft stelle „die natürliche Harmonie zwischen Ebbe und Flut im Menschen wieder her". Künftig wirkt er auf die Krankheiten unmittelbar ein. Er vertritt die Meinung, daß der mit magnetischer Kraft begabte Praktiker, nach seinem Wunsch steuernd, die Patienten in einen hypnotischen Zustand versetzen kann, im Verlauf dessen sie therapeutischen Suggestionen zugänglich sind. Er nahm damit bloß in Formulierungen seiner und nicht der heutigen Zeit die moderne Hypnotherapie vorweg.

Bevor Mesmer dorthin kam, befaßte er sich aber erst einmal gründlich mit der Anwendung des Magnetismus. Er magnetisierte sein Haus und seinen Park, das Wasser der Brunnen, die Musikinstrumente, die Bäume, Pflanzen und die Tiere. Das Becken, das sich in seinem Garten befand, brachte ihn als erstes auf die Idee der Wassertonne. Um sich in dieser Idee zu versuchen, brachte er Kranke dorthin, die ihre Füße in dem magnetisierten Wasser badeten; dabei saßen sie auf dem Marmorrand. Und alle, für die nur eine summarische Diagnose hatte gestellt werden können, gingen geheilt von dannen. Sie waren begeistert, von dem berühmten Arzt Franz Anton Mesmer behandelt worden zu sein, der glauben machte, alle Erfindungen oder Entdeckungen, die er der leidenden Menschheit zuteil werden ließ, stammten von ihm. Vielleicht glaubte er es wirklich? Das könnte ihm nicht verübelt werden.

*

„Der Magnet, dessen Eigenschaften dem Altertum und dem Mittelalter so geheimnisvoll erschienen waren, hat zu jeder Zeit eine Art besonderer Faszination auf die Geister ausgeübt, die versucht waren, ihm tausend Vorzüge zuzuschreiben, die er nicht besaß." Diese Zeilen entstammen einer beachtlichen unveröffentlichten Untersuchung des (kürzlich verstorbenen) Dr. Raymond de Saussure, die er dem Verfasser freundlicherweise zur Verfügung gestellt hat. In dieser Schrift wurde hervorgehoben, daß „Mesmer, der sich stets für einen immer originellen Geist ausgab und der niemals einen anderen Verfasser zitierte, nichtsdestotrotz eine ganze Reihe von Vorgängern hatte, welche Ideen zum Ausdruck brachten, die den seinen sehr nahestanden".

Die Verwendung des Magneten in der Medizin war in China und im Nahen Osten weit verbreitet. Da der Magnet Eisen anziehen konnte, glaubte man, er könne gleichfalls Krankheiten anziehen. Diese sogenannte „elektrische" Eigenschaft wertete im 6. Jahrhundert Astius von Amida aus; er heilte Gichtkranke und Epileptiker, indem er sie Magneten tragen ließ.

Die Anwendung des Magneten wurde nie ganz aufgegeben.

Aber erst Paracelsus verlieh ihm erneute Berühmtheit. Er meinte, daß die Lebewesen eine geheime Kraft besitzen, die jener des Magneten gleichkomme; diese Kraft stamme von den Planeten. Ausgehend von der schon bekannten Wirkung auf die Nerven verwies er auf den Einfluß auf die Stimmung des Menschen. Auch Ergüsse würden aufhören, sobald man den Magneten an die kranke Körperstelle lege. Sein Schüler Van Helmont bestätigte, daß der Magnet auf die Eingeweide dieselbe Wirkung habe wie das Eisen und daß man mit ihm Brüche sehr gut heilen könne![1]

Boetius äußerte die Ansicht (1647), daß der Magnet als echter Talisman die Fähigkeit besitze, die Geschlechtsfunktionen zu beleben und dadurch entfremdete Ehepaare zu vereinen vermöge. Von hier war der Schritt nicht mehr weit, dem Talisman auch nachzusagen, er könne auch – was zu fürchten war – Seitensprünge verheirateter Frauen aufdecken! Der Magnet – das Wort ist auf französisch *(aimant)* vom Wort lieben *(aimer)* abgeleitet – hatte offensichtlich eine furchteinflößende Macht. Magneteisen war ja auch Bestandteil von Liebestränken.

Um ungefähr dieselbe Zeit hatte sich auch Pietro Pomponazzi von Mailand (1462–1525) des Magneteisens bedient; im Jahre 1608 veröffentlichte Goclenius, Professor der Medizin in Marburg, seine berühmte Abhandlung über die magnetische Heilung von Wunden, die dann von dem Jesuitenpater Roberti widerlegt wurde. Roberti erklärte, „daß, falls derartige Heilungen möglich seien, sie nur das Werk des Teufels sein können“. Worauf Van Helmont erwiderte: „Es ist Unwissenheit, einzig und allein Unwissenheit, die sich in einer Lage auf den Teufel beruft, mit der der Teufel überhaupt nichts zu tun hat. Derjenige, der die magnetischen Heilungen als Werk des Satans betrachtet, weil sie durch Mittel wirken, die ihm unbekannt sind, wird daher alle Phänomene des Magneten als Auswirkung derselben Magie betrachten müssen. Er müßte erklären, daß diese Phänomene, für die

[1] *De magnetica vulneru curatione,* Paris 1621.

er keinerlei Erklärung hat, ebenfalls das Werk des Teufels sind. Ist es nicht ehrlicher, eine natürliche Erklärung zu suchen und den Magnetismus anzuerkennen, d. h. jene geheime Eigenschaft der menschlichen Körper, die man wegen ihrer Ähnlichkeit mit einer der Eigenschaften des Magneten mit diesem Wort bezeichnet?"

Dieses Plädoyer ist auch aus anderen Gründen interessant. Es erinnert daran, daß die Priester des Mittelalters ihren Schäflein gerne anvertrauten, daß der Magnet eine unheilvolle Macht besitze, daß er bestimmten Personen den Kopf verdrehen könne, daß die Diebe sich seiner bedienten, um Edelmetalle ausfindig zu machen, und andere Albernheiten mehr, die sich durch Jahrhunderte hindurch hielten. Tatsächlich sah die Kirche nur jene Wunder als wahre Wunder an, die ihr Siegel trugen – Lourdes zum Beispiel.

Für Raymond de Saussure „begann die gründliche Untersuchung des Magnetismus mit William Gilbert (1544–1603)". William Gilbert ließ sich im Jahre 1573 in London nieder und wurde einer der Ärzte der Königin Elisabeth. „Gilbert kam auf die geniale Idee, einen kugelförmigen Magneten herzustellen und ihn in ein magnetisches Feld zu legen. Er stellte fest, daß seine Kugel sich zu drehen anfing, was ihm erlaubte, eine Reihe von Schlußfolgerungen zu ziehen. Wie der Magnet von einer Art Atmosphäre umgeben ist, in der seine Kraft sich verteilt, so verteile sich – folgerte Gilbert – auch die magnetische Kraft der Erde in dem sie umgebenden Raum. Infolge dessen stellte er die These auf, Himmelskörper besäßen diese Atmosphäre, was nach Gilbert zu ihren Drehungen um die eigene Achse beitrug. Diese Idee wurde später von Kepler aufgegriffen."

Robert Fludd (1574–1637), ein englischer Arzt, Theosoph und einer der Väter der Freimaurerei, war der Ansicht, der Mensch sei eine kleine Welt, ein Mikrokosmos mit magnetischer Kraft, und besitze wie die Erde Pole. Jeder Mensch werde von dieser Kraft, die größer als er selbst ist, angetrieben. Wenn zwei Individuen zusammentreffen, könne ihr Magnetismus negativ oder positiv sein, d. h. sie zögen sich an oder sie stießen sich ab. Alles sei

Sympathie oder Antipathie, je nach der Richtung, in der diese subtile, universelle Materie wirkt: das „Fluidum". Fludd zog daher den Schluß, daß es zwei unterschiedliche Magnetismen gebe, den geistigen oder moralischen und den körperlichen. Er erkannte die Wirkungen dieses Doppelmagnetismus, der nicht nur bei Tieren (einschließlich des Menschen) eine Rolle spiele, sondern auch zwischen Menschen und Tieren untereinander, bei den Pflanzen und sogar den Gesteinen. Daraus sah er sich die Möglichkeit ergeben, Krankheiten auf Bäume zu übertragen, insbesondere auf die Eiche, die Weide und die Platane. Ein guter Teil des mesmerischen Systems beruhte auf Fludds Hypothesen. Sie dürften Mesmer bekannt gewesen sein.

Athanasius Kircher, vielseitiger Gelehrter und Jesuit (1602 bis 1680), nahm die gleichen Themen wieder auf. Er unterschied zwischen dem Magnetismus der Planeten, der Elemente, der Pflanzen, der Vorstellung und selbstverständlich der körperlichen Liebe. Pater Kircher zögerte nicht, Geschlechtsfragen zu behandeln, von der die Kirche zu jener Zeit nur hinter vorgehaltener Hand sprach. In der Vereinigung der Kräfte des Magnetismus und der Musik sah er große Möglichkeiten. Er beschrieb und empfahl die Harmonika, mit der später Mesmer seine Behandlungen begleitete. Kircher verwies auf „die Macht bestimmter Instrumente, die Seele zu rühren und die Leidenschaft in Schwingung zu bringen" (Auszug aus seinem Buch *Magnetismus amoris).*

Schließlich erwähnte W. Maxwell in einem seiner Werke über die magnetische Medizin Heilungen, die mit Hilfe von magnetisiertem Wasser, das er selbst herstellte, erzielt wurden: „Das Wasser, das auf den jedem Individuum innewohnenden Lebensgeist wirkt, kann über jede beliebige Entfernung hin heilen."

Zu Beginn des 18. Jahrhunderts kam man wieder speziell auf die Wirkung zurück, die der Magnet auf die Nerven ausübt. Mit Dr. Klarich, dem Arzt des Königs von England, der die Entdeckung machte, daß man die Eigenschaften des Magneten auf gehärteten Stahl übertragen kann (Bericht aus dem Jahre 1765 an die Königliche Gesellschaft für Wissenschaften in Göttingen), hebt eine neue Epoche für die Magnettherapie an.

Die Werke über den Magnetismus vermehrten sich dermaßen, daß die Sociéte Royale de Médecine im Jahre 1782, also sechs Jahre vor Mesmers Ankunft in Paris, eine Schrift veröffentlichte, die von Dr. Andry und Dr. Thouret verfaßt worden war. In dieser Schrift heißt es unter anderem: „Der Magnet, als Amulett getragen, übt eine wirklich heilsame Wirkung insbesondere auf die Nerven, bei Krämpfen, Zuckungen, heftigen Schmerzen usw. aus; die Vorteile des Magnetismus in der Medizin sind weder zu unterschätzen noch zu bestreiten . . ." Lauter Behauptungen, die 1784 von der gleichen Akademie und dem gleichen Thouret verdammt wurden!

All dem kann man entnehmen, daß die Lehre vom tierischen Magnetismus keine Erfindung Mesmers war, sondern daß sie in unvordenkliche Zeiten zurückreicht. Sie steht mit der Astrologie, der im Altertum große praktische Bedeutung zukam, in Verbindung. Die griechischen, römischen, arabischen, chinesischen Astrologen vertraten die Ansicht, daß die Lebewesen dem Einfluß der Gestirne unterworfen seien und daß diese kosmischen Kräfte auf die Tiere und den Menschen einwirken.

Darüber hinaus leitet sich der Magnetismus von der Magie her, die sich auf den Glauben stützt, es sei möglich, sich in unserer Welt übernatürliche Kräfte dienstbar zu machen. Dieses magische Denken besteht seit eh und je. Es ist, sagte Dr. Kaech, mit der Natur des Menschen verbunden und ging dem logischen Denken voraus. Er erinnert uns auch, daß für Bergson die magische Deutung der Welt und des Lebens den Urmenschen vor der unvermeidlichen Verzweiflung rettete, die ihn angesichts unerklärlicher Naturerscheinungen befallen mußte. Der Mensch von heute ist davon nicht befreit. Magische Ergriffenheit ist ein heilsame Reaktion auf das mechanisierte Bild der Welt und bildet eine der untersten Schichten unseres Unterbewußtseins. Die Psychiater wissen, welche

Rolle sie bei Neurosen spielt. Das Kind durchläuft normalerweise eine Phase, in der sich ihm alles Erleben verzaubert darbietet.

Magisches Denken und magische Praktiken bestehen auch heute noch bei den Naturvölkern, deren Attitüden gegenüber der sichtbaren Welt dieselben wie die unserer entferntesten Vorfahren sind. Die Stammeszauberer, Medizinmänner, Heiler und Astrologen heilen durch Suggestion bzw. durch Verabreichung von Getränken, die das böse Schicksal abwenden oder dies suggerieren. Bei ihnen nimmt alles eine geheimnisvolle Bedeutung an: Beschwörung, Hexerei, Verzauberung sollen Erstaunen hervorrufen und die Eingeborenen in eine empfängliche Stimmung versetzen. Die Amulette, mit denen sie sich schmücken, besitzen, neben ihrer Funktion als Fetisch, auch Heilkräfte.

Die Eingeborenen Afrikas und die unzivilisierten Stämme in den Urwäldern des Amazonas oder anderweitig verteidigen sich gegen Naturereignisse durch Tabus, die jede Generation an die nächste weiterreicht. Ihre Priester bestreichen mit den Händen und legen ihre Hände auf, wie dies auch noch bei zahlreichen religiösen Zeremonien oder beispielsweise bei der Einführung eines neuen Mitglieds unter den Freimaurern gebräuchlich ist. So sind schließlich auch die Verfahren der Magnetiseure als magische Handlungen zu werten, solange die Phänomene wissenschaftlich nicht erklärt und angewandt wurden.

Mesmers Bedeutung soll keineswegs gemindert werden. Es sollen lediglich die Quellen, aus denen er zumindest Anstöße für seine Behandlungsmethoden erhielt, angegeben werden. Sein Ehrgeiz, seine Dickköpfigkeit und seine jeder Diskussion abholde Haltung hinderten ihn daran, ausdrücklich anzuerkennen, was er seinen Vorgängern verdankte.

Es wäre unangebracht zu behaupten, er habe nichts Neues erfunden. Ihm gebührt Dank, und kein geringer, vor allem, weil er beiseite räumte, was auf Fehlvorstellungen, Irr- und Aberglauben zurückzuführen war. Seine imposante Persönlichkeit und seine Überzeugungskraft haben ein übriges getan. Ohne eine wissenschaftliche Erklärung dafür zu haben, wandte er bei seinen zahlreichen Kranken eine Methode an, die nichts anderes als Hypnotherapie darstellt. Er hat als erster der Hypnose den Weg eröffnet.

*

Wie bereits gesagt, sammelte er seine ersten Erfahrungen in Wien. Und dorthin kehren wir nunmehr auch zurück.

Trotz zahlreicher Heilungen, darunter die des sehr bekannten Mathematikers Bauer, den Mesmer erfolgreich von einer chronischen Augenentzündung heilte, gelang es dem Verfechter des Magnetismus nicht, seine Kritiker zum Schweigen zu bringen. Der Erzbischof von Wien verurteilte seine Methoden und warf ihm vor, „der Medizin Zerstreuungen und Szenen beizumischen, die nur schlecht zu dieser ernsten Kunst passen".

Kurze Zeit darauf wurde Mesmer vom Kurfürsten von Bayern, Maximilian Joseph, der 1759 in München die Akademie der Wissenschaften gegründet hatte, an den Hof geladen. Während seines Aufenthaltes am Hof heilte er Osterwald, einen der Akademiker von großem Ruf, der an einer starken Sehschwäche und Lähmungserscheinungen litt. Die Heilung war aufsehenerregend, nachdem zahlreiche – und sehr bekannte – Ärzte Osterwald vergeblich behandelt hatten. Dieser Erfolg und andere, die nicht weniger Aufsehen erregten, steigerten seinen Ruhm. Die heilende Wirkung des Magnetismus auf die Kranken konnte nicht mehr geleugnet werden. Daher wählte die Bayerische Akademie der Wissenschaften Mesmer am 28. November 1775 auch einstimmig zu einem der Ihren. Dies sollte das erste und einzige Mal sein, daß ihm die Befriedigung widerfuhr, eine offizielle Anerkennung zu finden.

Bei seiner Rückkehr nach Wien strömten die Kranken ihm in so großen Scharen zu, daß ein großer Warteraum für sie eingerichtet werden mußte. Mesmers Haus wurde schon bald eine Klinik.

Fräulein Paradis, die mit achtundzwanzig Jahren eine ausgezeichnete Musikerin war und an der die Herrscherin Maria

Theresia großen Anteil nahm, war seit dem Alter von vier Jahren blind. Nach einer ersten magnetischen Behandlung durch Mesmer konnte sie wieder sehen. Der Dekan der Medizinischen Fakultät, Anton von Stoerck, der sie auf eine Neurose hin behandelt und ihr einen Absud aus Baldrian und Anemonen verschrieben hatte, beglückwünschte Mesmer zu seinem spektakulären Erfolg – gezwungenermaßen.

Bald jedoch vermochte Fräulein Paradis keine Gegenstände mehr zu unterscheiden – sobald Mesmer sich von ihr entfernte! Die Erklärung ist einfach: Wie schon der Dekan diagnostiziert hatte, litt die Kranke an verschiedenen nervösen Störungen; Mesmer konnte dies lediglich unter seinem persönlichen Einfluß, vorübergehend, bessern. Das war der Ausgangspunkt neuer Kontroversen. Der Vater, Herr Paradis, der von einem Augenarzt gewarnt worden war und der überdies befürchtete, daß seiner Tochter im Fall einer Heilung die Rente der Herrscherin entzogen würde, machte Mesmer eine große Szene und unterrichtete ihn von seinem Entschluß, ihm die Tochter wieder zu entziehen. Geduld war jedoch nicht Mesmers Stärke. Er ließ sich vom Zorn hinreißen, ein Streit brach aus. Die Männer machten sogar Gebrauch von ihren Fäusten, und die Mutter fiel in Ohnmacht, was ihr die Demütigung einbrachte, von Mesmer behandelt werden zu müssen. Was die unglückliche Blinde betraf, „war sie von Krämpfen geschüttelt, ihre Augen verdrehten sich; sie gestikulierte mit den Armen, stieß an Möbel und warf alles um, was in ihrem Weg stand". Mesmer behielt sie noch einige Tage bei sich. Wieder wurde sie gesund. Aber dem folgte ein erneuter Rückfall.

Angesichts dieses Versagens wuchs das Mißtrauen der Fakultät. Ein Ärzteausschuß wurde ernannt, der Mesmer auftrug, „mit diesem Betrug aufzuhören". Mesmer, der von diesem Beschluß sehr getroffen war, begab sich nach Paris. Er glaubte weiterhin an seine Lehre und seine Behandlungsmethoden und war davon überzeugt, im Besitz der Wahrheit zu sein. „Als Gepäck", schrieb Vinchon, „trug er die großartige Idee, die die Sucher des Mittelalters und ihre schwärmerischen Nachfolger begeistert hatte, nämlich die Suche nach dem Allerweltheilmittel.“

*

Bei seinem Aufbruch nach Paris ist Mesmer vierundzwanzig Jahre alt. Im Gegensatz zu Cagliostro hält er lediglich mit bescheidener Equipage Einzug. Sein Auftreten gleicht nicht dem eines Scharlatans, der das Publikum blenden will. Allerdings verachtet er auch nicht die Werbung. Das Gerücht seiner Erfolge hatte die Grenzen längst überschritten und wurde von vorausgeschickten Gesandten zusätzlich geschürt und verbreitet. Die „Stadt der Fremden“, wie man Paris seinerzeit bezeichnete, erwartete den neuen Propheten mit einer lebhaften Neugier. Das dort herrschende Klima war seinem Auftreten besonders günstig. Der Heilsbringer kam den Kreisen, die sich philosophisch und gebildet gaben, geradezu gelegen. Das gleiche traf auch auf das Milieu zu, das vom Wunderbaren eingenommen war und dem jede neue Entdeckung wie ein Sieg des Menschen über die Natur erschien. Schließlich hieß es von Mesmer, er sei Freimaurer, was ihm die Gunst der Logen eintrug.

Im übrigen verachtete er es auch nicht, Werber vorauszuschicken, die, wie wahre Herolde, mit tüchtigem Mundwerk seine Künste priesen und Prospekte verteilten. „Seit ihrer Ankunft“, berichtet Louis Figuier, „sind die Nerven aller Pariserinnen vor Ungeduld angespannt.“ Stiche, die Mesmer von vorn und im Profil darstellten, waren in Paris in Umlauf. Sein Gesicht mit den markanten Zügen, seinen lebhaften Augen und dem willensstarken Kinn verriet einen Eroberer, der begierig darauf war, zu gefallen und zu überzeugen. Am Fuß eines seiner Porträts stehen die folgenden Verse, die gut den Ton der Zeit widerspiegeln:

Mille jaloux esprits en vain t'ont voulu nuire,
Mesmer, par tes soins généreux,
Nos maux ont disparu, l'humanité respire.
Poursuis tes destins glorieux

Quoique la jalousie en gronde!
Qu'il est beau, qu'il est grand d'avoir des envieux
En faisant le bonheur du monde.[1]

Man kann sich gut vorstellen, daß derartig auffallende Lobpreisungen nicht dem Geschmack der Herren Kollegen entsprachen. Mesmers Verfahren, seine originellen Methoden, die Schwärmerei, die er hervorrief, und die Beträge, die er kassierte – alles dies genügte, ihn in den Augen der gelehrten Akademiker verdächtig erscheinen zu lassen.

Bei seiner Ankunft bezog Mesmer ein Hotel an der Place Vendôme, das von den Brüdern Bourret geleitet wurde. Das Aussehen des Platzes, auf dem sich das von Girardon geschaffene Standbild Ludwigs XIV. zu Pferd erhob, glich dem heutigen Bild weitgehend, mit dem einzigen Unterschied, daß der Platz damals noch vom Kloster der (mit den Zisterziensern verwandten) Feuillants und dem Kapuzinerkloster umgeben war.

Im gleichen Jahr, im gleichen Monat und fast auf den Tag genau kehrte Voltaire nach zweiundzwanzig Jahren Exil nach Paris zurück, um dort den Ruhm kennenzulernen und vier Monate später zu sterben.

Mesmer nahm seine Praxis auf. Man kann sich kaum die Beliebtheit vorstellen, der er sich von Anfang an erfreute. Eine große Menschenmenge versammelte sich täglich auf der Place Vendôme, und ein jeder wartete, bis die Reihe an ihm war, dem berühmten Arzt zu begegnen. Neugierige mischten sich unter die Kranken. Mesmers langjähriger Diener traf die Auswahl. Und es war ein

---

[1] Tausend neidische Geister wollten dir Schaden zufügen;
Dank deiner großmütigen Pflege, Mesmer,
Sind alle unsere Übel verschwunden, die Menschheit atmet auf.
Fahre fort mit deinen ruhmreichen Taten,
Obwohl der Neid deswegen grollt!
Wie schön, wie herrlich ist es, beneidet zu werden,
Wenn man das Glück der Welt macht.

ununterbrochener Strom, der manchmal bis spät in die Nacht anhielt.

Zu leugnen, daß Mesmer Heilungen erzielte, würde bedeuten, erwiesene Tatsachen zu bestreiten. Zahlreiche Zeugenaussagen stimmen darin überein. Auch die Bissigkeit der Ärzte, deren Interessen durch seine Erfolge betroffen erschienen, spricht zu seinen Gunsten. Sie behandelten ihn wie einen Freibeuter der Medizin. Sein ganzes Leben lang kämpfte Mesmer gegen den Ärztestand und die Fakultäten und versuchte vergebens, seinen Methoden Anerkennung zu verschaffen. Sein Charakter erhöhte noch das Zerwürfnis. Ungeniert gab er ja vor, daß die von ihm geheilten Kranken vorher bereits von den Ärzten aufgegeben worden waren.

Zahlreiche Ärzte und Gelehrte begleiteten ihre Kranken zur Place Vendôme und nutzten die Zeit, um Mesmer über seine Lehren zu fragen. Als Antwort überreichte er ihnen Schriften, die vor allem seinem *Brief aus dem Jahre 1755* entnommen waren. Diese Schriften verwirrten sie. Sie fanden darin nicht die geringste Beziehung zu dem, was die Schule lehrte. Es sollte noch erwähnt werden, daß Mesmer als Deutscher nur sehr mangelhaftes Französisch sprach: er selbst warf der Sprache vor, „ihn zu verraten".

Die Kranken, die er behandelte, litten an den unterschiedlichsten Beschwerden, die Vinchon in einer Liste erfaßt hat. Es handelte sich um Schwermut, spasmisches Übergeben, Gicht, Fieber usw.

Man muß diese Angaben mit Vorbehalt betrachten, sie bezeichneten zu jener Zeit lediglich Symptome von Krankheiten, deren Ursache den Perücken tragenden Ärzten oft entging. Dr. Kaech nimmt an, daß es sich weitgehend um Neurosen und Funktionsstörungen handelte. Daraus zieht er den Schluß, daß die glücklichen Heilungen Mesmers zum Teil bei hysterischen Patienten erzielt worden waren. Dieses Gefühl hatte auch zu Mesmers Lebzeiten die Fakultät, die ihn rügte, nur Kranken mit nervösen Beschwerden zu helfen.

*

Wie behandelte Mesmer? Die uns überlieferten Beschreibungen und die Berichte von Personen, die sich an seinen Sitzungen beteiligten, geben ein ziemlich genaues Bild. Jedermann betont seine absolute Ruhe, seine ernsten, gemessenen Schritte sowie die Macht seines Blickes, den er langsam über die Teilnehmer gleiten läßt, die sich dann schon, wie einer seiner Verehrer erwähnt, „unter einer Art von Bann befinden“. Es fiel ihm nicht schwer, ein zunächst neugieriges und am Ende für ihn eingenommenes Publikum zu faszinieren.

Erst wenn Mesmer das Gefühl hat, daß seine Kranken in der richtigen Stimmung sind, wählt er seinen ersten Patienten. Er nähert sich ihm und setzt sich ihm gegenüber, wobei der Rücken dem Norden zugekehrt ist. Füße und Knie von Arzt und Patient berühren sich. Er fängt mit einigen Bewegungen, etwa sanften Berührungen an; er erhöht deren Wirkung, indem er seinen Blick starr auf sein Gegenüber richtet.

Durch Fingerberührung, indem er den Daumen auf den Solarplexus[1] des Patienten drückt, sucht Mesmer die kranke Körperstelle. Eine feste Regel, die in einer Broschüre des Magnetiseurs für seine Schüler aufgeführt ist, rät zu folgender Vorgangsweise: „Der Magnetiseur legt die Hände zu beiden Seiten des kranken Organs auf, damit das Fluidum an einem Pol eindringen und am andern entweichen kann, bis der dadurch erzeugte Strom das Gleichgewicht und die Harmonie in der elektrischen Maschine des Kranken wiederhergestellt hat.“

Sobald der Patient die Wirkung dieses direkten Kontakts verspürt, geht Mesmer zur eigentlichen „Magnetisierung in großen Strömen“ über – die er manchmal, aus der Entfernung, mit einer Rute aus Eisen oder Glas durchführt. Aber meistens bedient er sich lediglich seiner Finger, die er pyramidenförmig faltet. Damit zeichnet er auf dem Körper des Patienten große Linien, vom Kopf bis

---

[1] Sonnengeflecht im Oberbauch.

zu den Füßen, bis, schreibt Figuier, „der Magnetisierte vor Freude oder Schmerz ohnmächtig wird; beides ist gleich heilsam".

Zu diesem Zeitpunkt befindet sich der Patient in einem Hypnosezustand, der nach Mesmer von seinem „magnetischen Fluidum" verursacht wird. In Wirklichkeit handelt es sich um Phänomene der Hypnose, die er intuitiv entdeckte, aber nicht zu erklären vermochte. Mesmer kann jedoch, schrieb Professor Levy-Valensi, als „Erfinder" der Psychotherapie betrachtet werden. Mesmer praktizierte Psychotherapie, ohne ihre Mechanismen zu kennen, „obwohl" – fügt Levy-Valensi hinzu – „er der Ansicht war, etwas anderes zu tun".

In Trance lassen sich nun die Magnetisierten, insbesondere die Frauen, gehen. Die eine bricht in Gelächter aus, die andere seufzt, manche schluchzen, andere schreien. Gewisse Kranke winden sich oder fallen um; es sind wahrhaft hysterische Anfälle. Die von Mesmers Rute unwiderstehlich angezogenen Frauen folgen ihm von einem Ende des Saales zum andern. „Manche, mitunter Leute von Welt, verspürten für den Magnetiseur eine tiefe Dankbarkeit und sogar eine tiefe Verbundenheit." Den Psychoanalytikern und Hypnotherapeuten ist diese Erscheinung als Phänomen der „Übertragung", die sich aus dem „Rapport" zwischen Hypnotiseur und Hypnotisiertem ergibt, bestens bekannt.

Mesmer verstand es – wie dies vielfach bezeugt ist –, mit seinem tierischen Magnetismus bei gewissen Patienten Krampfanfälle hervorzurufen, die auf deren Organismus einen heilsamen Einfluß ausübten. Sobald die Krisen ihren Höhepunkt erreichten, nahm Mesmer, der – vergessen wir es nicht – Arzt war, die aufgewühltesten Menschen beim Arm und führte sie in ein benachbartes Zimmer, das mit Kissen ausgelegt war; dort konnten sie um sich schlagen, ohne Gefahr zu laufen, sich zu verletzen.

Um eine günstige Atmosphäre zu schaffen, ließ Mesmer, der eine Vorliebe für Musik hatte, bei jeder Sitzung Melodien spielen, in denen sich Klavier- mit Harmonikaklängen mischten. Die Harmonika war damals in Frankreich sehr selten, er hatte das Instrument aus Deutschland mitgebracht. Mesmer war nicht der erste, der verstanden hatte, daß die Musik einen glücklichen Einfluß auf die Seele auszuüben vermag.

Eine große Anzahl von Patienten blieb selbstverständlich der Behandlung Mesmers und seinen Berührungen gegenüber unbeeinflußt. Das Fluidum „drang nicht durch". Es ist, wie der Mesmer-Schüler Deleuze erkannte, unmöglich, jemanden gegen seinen Willen zu magnetisieren. Die Einwilligung des Kranken war und bleibt eine Vorbedingung für jede Psychotherapie.

Trotz der sich steigernden Angriffe, denen Mesmer seitens der Ärzte ausgesetzt war, blieb der Zustrom seiner Patienten so stark, daß Mesmer beschloß, sie gruppenweise mit Hilfe seines berühmten Kübels zu behandeln. Er verwendete dabei eine große Tonne voll Wasser, dessen Boden mit zerstoßenem Glas und Eisenspänen belegt war. Oben ragten Eisenstäbe, die die Patienten, jeweils ein Dutzend, ergriffen, und sie machten eine Kette, um die „magnetische Kommunikation" zu verstärken. „Danach", sagt Puységur, ein anderer seiner Schüler, „gibt es nichts mehr, was die Erzeugung der tierischen Elektrizität verhindern könnte." Refraktäre Patienten werden ausgeschlossen. Den anderen blickt Mesmer bezwingend in die Augen und fährt mit seinen Berührungen fort. Daraufhin fallen sie schnell in die Heilkrise. Die Szene belebt sich, läuft ab, wie oben bereits beschrieben.

Der Erfolg war überwältigend. Im Hotel, in dem Mesmer wohnte, drängten sich täglich dichtere Menschenmengen. Höflinge oder Richter, die nicht wollten, daß man sie erkenne, schlichen sich nachts in den Heiltempel, in dem sich sogenannte „Wunder" ereigneten. Man mußte seinen Platz, wie in der Oper, im voraus bestellen. „Kommen Sie heute abend zu uns? Ich habe ‚meinen Kübel' ", sagten die Hochgestellten zueinander.

Ende 1778 lernte Mesmer Charles D'Eslon, den Dekan der Medizinischen Fakultät und Hausarzt des Grafen d'Artois, des Bruders des Königs, kennen, der sein glühendster Schüler werden sollte.

Angesichts des Zustroms der Patienten, die sich auf der Place Vendôme drängten, zogen Mesmer und D'Eslon in das Hotel Bullion in der Nähe der Rue Montmartre um, dessen Gäste monatlich zehn Louisdor zahlen mußten. Seine „zahlreichen Kübel" brachten Mesmer darüber hinaus monatlich achttausend Livres ein. Da diese beträchtlichen Einkünfte Neid erregten, richtete Mesmer einen weiteren Kübel ein, der kostenlos besucht werden konnte. Um die Wohltaten seiner Entdeckung in breite Reichweite der Armen zu bringen, „magnetisierte" er eine Platane in der Rue de Bondy. Um diesen „verzauberten Baum" standen täglich Hunderte von Kranken und Lahmen, über Seile mit dem Baum verbunden, und erwarteten stundenlang ihre Heilung.

Mesmer magnetisierte, selber fasziniert, alles, was in seine Nähe kam: Papier, Wolle, Seide, Metalle, Holz, Kleintiere, Regen- und Quellwasser. Diese Dingwelt wirkte, sobald sie mit dem Fluidum angereichert war, ihrerseits. Und all dies wurde, nach der Behandlung, als eine Art Talisman oder Amulett verkauft. Die von dem Wunderbaren gebannten Menschen kauften beglückt. All das ersetzte nun Zauberringe, Liebespulver und alte „himmlische Einflüsse bewahrende" Kassetten von Paracelsus. Man kann sich leicht vorstellen, daß sich die gelehrten Gesellschaften verächtlich von derartigen Praktiken abwandten.

Paris war in Aufruhr. Gegner und Anhänger des Magnetismus standen einander befehdend gegenüber. Eine Schmähschrift unter dem Titel „Anti-Magnetismus" bezeichnete Mesmer als Phantast. Karikaturen, die ihn als Tier darstellten, ergötzten die Gaffer. Bailly, der später unter der Guillotine sein Leben aushauchte, machte den König auf die Gefahren, die der tierische Magnetismus für die Sitten mit sich brachte, aufmerksam. „Die Berührungen", sagte er, „erregen die Sinne."

Diese Angriffe von häufig zweifelhaftem Geschmack verringerten kaum die „Welle" des Magnetismus. Eine große Anzahl von Pseudoärzten, die sich mit Magnetiseur-Assistenten umgaben, arbeitete auf ihre Rechnung. Dies gefiel Mesmer keineswegs, da er brennend vom Wunsche beseelt war, wissenschaftlich anerkannt zu werden.

Weil man mit Mesmer nicht direkt diskutieren wollte, den der Rektor der Universität, Roussel de Vauzesme, als „Emporkömmling und Scharlatan“ bezeichnete, beauftragte die Fakultät D'Eslon, der (wie wir wissen) Dekan war, in einer geschlossenen Sitzung seine eigenen Beobachtungen über den tierischen Magnetismus zu verteidigen. Bei dieser Gelegenheit wurde Mesmer heftig angegriffen und einem Abenteurer, Gaukler und Betrüger gleichgesetzt. Gleichzeitig beurlaubte man D'Eslon für die Dauer eines Jahres und drohte, ihn zu verabschieden, falls er sein Werk nach Ablauf dieser Zeit nicht widerrufen habe. Man wies alle Vorschläge Mesmers zurück.

Halsstarrig, unbeirrt und überzeugt, im Besitz der Wahrheit zu sein, suchte er Unterstützung bei der Krone. Und das Erstaunliche dabei war, daß er sie auch erhielt. Zu seiner Verteidigung veröffentlichte er in London eine Schrift über die geschichtlichen Tatsachen im Zusammenhang mit dem tierischen Magnetismus, wo er, wie immer, seine Lehre auseinanderlegte. Man nahm ihn jedoch nicht ernst. Mesmer drohte an, er werde Paris verlassen. Marie Antoinette schickte zwei auserwählte Sendbotinnen zu ihm, die Herzogin von Polignac und die Prinzessin de Lamballe. Die Herzogin gehörte einer Loge für Frauen unter dem Namen „La Candeur“ an, und die Prinzessin war Meisterin der „Schottischen Mutterloge“. Wie wir wissen, war auch Mesmer Freimaurer. Gegenseitige Hilfe war unter Schwestern und Brüdern üblich ...

Marie Antoinette ließ Mesmer eine jährliche Rente von zwanzigtausend Livres sowie einen Betrag von zehntausend Livres „für ein Haus, das er für die Ausbildung von Schülern als geeignet sehen würde“, anbieten. Trotz der Beschwörungen D'Eslons wies Mesmer dieses Angebot, in seinem Stolz verletzt, zurück und begab sich nach Spa. Danach kehrte er wieder nach Paris zurück, wo die Angriffe gegen ihn mit erneuter Heftigkeit einsetzten.

Wilhelm Kornmann, ein Bankier aus dem Elsaß, dessen jungen

Sohn er gerettet hatte, und Nicolas Bergasse, ein Rechtsanwalt, der – sagte Figuier – „jener Art von Kranken angehörte, die sich ständig behandeln lassen und niemals gesund werden", begleiteten Mesmer nach Spa. Beide ließen sich von Mesmer behandeln, der ihre Leiden linderte.

Während dieser Zeit arbeitete D'Eslon, der seine Beziehungen zu Mesmer abgebrochen hatte, auf eigene Rechnung, worüber Mesmer sehr erbost war. Er sah darin Verrat und erklärte, er sei ruiniert. Seine Lage sei durch die offizielle Verurteilung des Magnetismus und die unredliche Konkurrenz gefährdet, seitens der „Leute, die das Publikum durch Verfahren bestachen, die man ihm geraubt hatte".

Zu diesem Zeitpunkt schlugen Kornmann und Bergasse Mesmer vor, eine Gesellschaft zu gründen, die hundert Aktien zu hundert Louisdor, d. h. 240.000 Livres, emittieren würde. Dieser Betrag wurde aufgebracht und Mesmer überreicht. Er verpflichtete sich, die „Zeichner in das Geheimnis des Magnetismus und seine Lehrmethoden einzuweihen". Dann gründeten sie eine „Loge der Harmonie", eine Geheimgesellschaft, die den Maurerlogen nachgebildet war. Diese Loge wuchs sich in Kürze zu einer riesigen Klinik aus, die in der Rue Coq Héron im ehemaligen Rathaus von Coigny gelegen war. Das war der letzte Erfolg, den Mesmer, bevor er Paris verließ, zu verzeichnen hatte. Tausende von Patienten gingen durch seine Hände. Einige wurden gesund, andere nicht. Begeisterter Patient war Court de Gébelin, der Verfasser von *Monde primitif*. Er wurde Mesmers Verteidiger. Da er jedoch in der Rue Coq Héron starb, sagte man, er sei an seiner Genesung durch den tierischen Magnetismus gestorben.

Während Mesmers Bewunderer sich mit doppeltem Eifer für ihn einsetzten, machten seine Gegner den Magnetismus und seinen Erfinder wo immer möglich lächerlich. Satirische Theaterstücke wie *Les Docteurs modernes* und *Le Baquet* (Der Kübel) wurden vor einem entfesselten Publikum aufgeführt, um Mesmer zu reizen. Der berühmte Gelehrte Bertholet, der zunächst von seinen Methoden überzeugt war, brach mit ihm und veröffentlichte einen offenen Brief, in dem er „die Lehre und die Methoden als verstiegen“ bezeichnete. Mesmer fand in Paris die erdrückende Atmosphäre seiner schlimmsten Tage in Wien wieder.

Desgleichen machten sich auch Spannungen zwischen dem Meister und der Loge der Harmonie geltend. Mesmer verlangte, daß man auch weiterhin die Einschreibegebühren neuer Schüler zu seinen Gunsten einziehe, was, wie Figuier sagte, „auf eine Bereicherung auf unbestimmte Zeit für eine Entdeckung hinauslief, für die er bereits seine Belohnung erhalten hatte“. In der Tat eine übertriebene Forderung, nachdem Mesmer dank der Gesellschaft 343.764 Livres verdient hatte. Der tierische Magnetismus ernährte seinen Erfinder nicht schlecht.

Die Regierung, die „endlich wissen wollte, woran sie sich im Hinblick auf die Wirklichkeit und das Verdienst einer Erfindung halten sollte, die man zugleich sosehr lobte und verlachte“, setzte durch die Akademie der Wissenschaften und die Medizinische Fakultät zwei Ausschüsse ein. Nicht Mesmer, sondern D'Eslon war es, sein ehemaliger Schüler und nach dem Bruch Rivale, der mit der Verteidigung des Magnetismus beauftragt wurde. Mesmer war davon zutiefst getroffen – wie es wahrscheinlich jeder von uns auch gewesen wäre.

Der Tenor der beiden Berichte war belastend, ihr Wortlaut, bis auf einige Einzelheiten, praktisch gleich. Gelehrte und Ärzte, die aus Prinzip jeder neuen Entdeckung gegenüber feindlich eingestellt waren, hörten entsetzt von D'Eslon, daß er selbst einhundertsechzig Schüler und Mesmer deren dreihundert ausgebildet habe, „worunter sich auch einundzwanzig Mitglieder der Medizinischen Fakultät befinden“. Man mußte ehestens Maßnahmen ergreifen. Die gelehrten Professoren begaben sich getrennt in die Klinik von D'Eslon, wo sie sich weigerten, die Behandlungssäle zu betreten. „Sie wollten lediglich den physischen Zustand der Kranken und die sichtbaren Auswirkungen des Magnetismus sehen.“ Selbstverständlich hatten sie schon im voraus ihr Urteil gefällt.

Diese Gelehrten erklärten, daß alles auf Einbildung beruhe, daß sie keinerlei Fluidum feststellen konnten, daß die Heilungen jeglicher Grundlage entbehrten und daß sie daher die therapeutische Anwendung des tierischen Magnetismus verurteilen müßten, dieser sei unbrauchbar und sogar gefährlich. Die beiden Protokolle wurden im August 1784 dem König zugeschickt und in der königlichen Druckerei in mehr als zwanzigtausend Exemplaren gedruckt. Ein einziger Berichterstatter hatte seine Unterschrift nicht unter einen der Berichte gesetzt, und zwar der bekannte Botaniker Antoine de Jussieu. Er „hielt das Vorhandensein eines Fluidums oder eines Agens, das sich von einem Menschen auf den anderen übertragen läßt und das möglicherweise eine fühlbare Wirkung ausübt", für möglich. Er zog die Schlußfolgerungen: „Welches Prinzip tritt im Körper auf? Reibung und Kontakt rufen Wärme hervor. Vielleicht ist diese Wärme das Fluidum, dessen Vorhandensein – oder Gegenteil – hier diskutiert wird?"

Mehr noch als D'Eslon war Mesmer von dem Urteil der Ausschußmitglieder getroffen. Täglich wurde er verbitterter und trüber und fing mit jedermann Streit an. Er legte sich mit Bergasse an und zerstritt sich endgültig mit D'Eslon, von dem er auf gerichtlichem Weg fünfzigtausend Taler Schadenersatz und Zinsen forderte. Er stellte ein Gesuch an das Parlament: „Und zwar", schrieb er in einem Brief an den Grafen de C., „um zu erreichen, daß meine Lehre, die so unwürdig von D'Eslon geschändet wurde, einer unparteiischeren Prüfung unterzogen wird, als die, deren Ergebnis man soeben veröffentlicht hat."

D'Eslon seinerseits ließ Mesmer in seiner Schrift *Observation sur les deux rapports* (Bemerkungen über die beiden Berichte) Gerechtigkeit widerfahren: „Wäre Mesmer", schrieb er, „vorsichtiger gewesen, hätte er dem Magnetismus zu einem größeren Erfolg verholfen." Und er fügte hinzu: „Im Hinblick auf ihn will ich nicht weniger gerecht sein. Er erinnert uns an große Wahrheiten, die nicht der Verachtung, sondern der Vergessenheit anheim gefallen sind. Er hatte sie mit viel Geschick auf einen gemeinsamen Nenner gebracht, und er trug zu einer unendlichen Reihe wertvoller Konsequenzen für die Menschheit bei."

Einige Jahre später schreibt J.-P. Deleuze in seiner *Histoire critique du magnétisme animal* (Kritische Geschichte des tierischen Magnetismus), „daß man sich kaum die Verbitterung vorstellen kann, mit der Entdeckung und Urheber verfolgt wurden. Was den Charakter Mesmers betrifft, so kann ich dafür zeugen, daß mehrere von denen, die ihn kannten, lobend und sogar gerührt über seine Güte, sein Entgegenkommen und seine Aufopferung für seine Kranken sprachen. Er behandelte Arme wie Reiche mit der gleichen Sorgfalt. Er wurde von seinem Ehrgeiz nach Ruhm geplagt; er vergaß jedoch sich selbst, wenn es galt, Dienste zu erweisen, und dies war für ihn die größte Freudensquelle."

Im Laufe der letzten Monate, die Mesmer in Paris verbrachte, lebte er im Schlagschatten seiner Enttäuschung und seines Zornes. Er vermehrte seine Klagen gegen jene, die ihn angeblich beraubt und, vor allem, entthront hatten. Verbittert durch die Ergebnislosigkeit seiner Schritte und Prozesse, blieb Mesmer nichts mehr übrig, als die undankbare Stadt zu verlassen, die sich darin gefällt, ihre gescheiterten Idole zu stürzen. Im Frühling 1785 verließ er Paris. Seine Patienten, die ihm noch verblieben waren, vertraute er Herrn de la Motte, dem Arzt des Herzogs von Orléans, an. Einen Teil seines Reichtums nahm er mit. Der Rest ging beim Konkurs der Bank Kornmann verloren, die auf die dumme Idee gekommen war, die Guthaben ihrer Kunden in Assignaten anzulegen.

*

Mesmer begab sich zunächst nach England, danach nach Deutschland und in die Schweiz, dies nicht ohne mehrere Abstecher nach Paris. Er sollte noch zwanzig Jahre leben, und während dieser zwanzig Jahre hörte er nicht auf, andere mit seinem Unglück zu belasten. „Seine Hoffnungen", verrät uns Dr. Raymond de Saussure, „waren vollständig zerschmettert: Die Akademien hatten seine Erfindung zurückgewiesen, seine Freunde hatten sich von ihm getrennt, und er wollte es nicht einsehen, daß sein Versagen zum großen Teil auf seinen Charakter zurückzuführen war. Er fühlt sich von jedermann verraten. Und jetzt irrt er umher, wobei er bald seine früheren Freunde meidet, bald versucht, eine alte Freundschaft zu erneuern. Er reist sehr viel, wahrscheinlich ist er deprimiert und nicht dazu in der Lage, irgend etwas Zusammenhängendes zu unternehmen."

Im Jahre 1787 ist Mesmer in Zürich, wo er sich mehrere Male mit Lavater unterhält. Er hält sich zweimal in der Umgebung des Bodensees auf und trifft dort Dr. Paul Usteri, der eine These über den Magnetismus verfaßte. Mesmer hält sich für vergessen. Tatsächlich aber hört man nicht auf, über den Magnetismus zu sprechen, wie beispielsweise die *Recherches sur les vapeurs* (Untersuchungen über die Dämpfe) von Bressy oder die 1789 in Paris erschienenen *Cours élémentaire de matière médicale* (Einführungskurs in die Medizin) von Desbois de Rochefort beweisen. Mesmer ist auch weiterhin beunruhigt. Er irrt umher, begibt sich 1788 nach Karlsruhe, 1790 nach Wien und im Jahre 1792 nach Paris. „Das Schauspiel der Revolution fesselt ihn", sagte Vinchon, „er mischt sich unter die Menschenmenge und beobachtet ihre Bewegungen, die er mit den Phänomenen des Magnetismus vergleicht." Im nächsten Jahr begibt sich Mesmer erneut nach Wien. Das Haus in der Landstraße, das er an die Gräfin de Gonzague vermietet hat, gehört immer noch ihm. Gleich nach seiner Ankunft sucht er sie auf. Noch ganz unter dem Eindruck der Revolution beschreibt er sie in Gegenwart mehrerer Personen, ohne das tragische Ende Marie Antoinettes, der unglücklichen Habsburgerin, zu bedenken. Man behandelt ihn als Jakobiner. Auf Befehl des Kaisers wird er inhaftiert. Seine Freunde legen ein gutes Wort für ihn ein. Einem Erlaß vom 5. Dezember 1793 zufolge wurde er freigelassen, wenn er Wien sofort verlasse.

Auf freiem Fuß, zieht er in die Schweiz, wo er Bürger von Frauenfeld wird. Er hilft den Armen und beschäftigt sich mit Veröffentlichungen im Hinblick auf seine Lehre. 1800 schreibt Mesmer einem gewissen Baudin einen Brief über den Ursprung der Pocken, 1804 Dr. Loos von Versailles einen Brief über die Miasmen des Gelbfiebers. Mit siebenundsiebzig Jahren verfaßt er schließlich einen Brief über Flut und Ebbe, dieser ist den reisenden Gelehrten gewidmet, die er ermutigt, die Erscheinungen des Magnetismus „unter unterschiedlichen klimatischen Bedingungen zu untersuchen".

Anläßlich einer seiner Besuche in Paris versucht Mesmer, einen Teil seiner in Staatsschuldscheinen angelegten Mittel zurückzugewinnen. Nach einem Vergleich mit der französischen Regierung erhält er eine Rente von dreitausend Livres.

Es gefällt Mesmer in Frauenfeld. Mit fortschreitendem Alter ist er über den Umgang mit einfachen Menschen froh, die er auch weiterhin beeindruckt. Er wohnt im gleichen Haus mit Dr. Keller zusammen, der auch einer seiner Patienten war. Obwohl Frauenfeld nur ein kleiner Flecken war, kamen doch Ärzte und Patienten, um Mesmer zu konsultieren. Innerhalb einer Woche heilte er eine hysterische junge Frau, die an häufigen Krämpfen litt.

Im gleichen Jahr, 1809, anerkannte in Deutschland eine der größten medizinischen Autoritäten jener Zeit, der Arzt Christoph Wilhelm Hufeland (der Wieland, Goethe, Schiller und das preußische Königspaar zu seinen Patienten zählte), die Verdienste Mesmers. Zwei Jahre später wurde er nach Berlin berufen, um dort ein Krankenhaus zu gründen. Zu jenem Zeitpunkt war er bereits achtundsiebzig Jahre alt. Aber immer noch stolz und bissig, schrieb er Lorenz Oken, einem Professor in Jena, daß er sich nicht mehr dazu entscheiden könne, sich noch einmal einem haßerfüllten Kampf gegen die Unwissenheit zu stellen. Seinem Brief fügte er eine kurze Abhandlung über den *Mesmerismus als physisches System* bei.

Am Ende seines Lebens widerfuhr Mesmer noch eine weitere Freude. Ein junger Arzt aus Deutschland, Karl Wolfart, traf mit ihm in Konstanz zusammen. Er beschrieb Mesmer begeistert. „In seinem fortgeschrittenen Alter", schrieb er, „leuchtete sein weiter, heller, durchdringender Geist und sein lebhafter, unermüdlicher Eifer." Wolfart vertraute der Meister dann auch die Redaktion seiner Gedanken für das Werk *Mesmerismus* an, von dem der zweite Teil erst nach Mesmers Tod erschien. Und welch ein Wunder! Mesmer war begeistert. Er beglückwünschte den Verfasser: „. . . Sie haben nicht nur den wahren Geist meiner Lehre erfaßt, sondern Sie haben sie in vielen Punkten übertroffen."

Im Sommer 1814 verließ Mesmer Konstanz und zog nach Riedsweiler, einem kleinen Dorf, in dem noch ein Teil seiner Verwandtschaft lebte. Immer noch unruhig und noch nicht seßhaft, zog es ihn weiter nach Meersburg, das am See gelegen ist und von wo aus er Iznang, das Dorf, in dem er einundachtzig Jahre zuvor zur Welt gekommen war, sehen konnte. In Meersburg war Mesmer häufig mit dem Prinzen von Dalberg zusammen, den er vom Magnetismus überzeugt hatte. Der Prinz besaß einen herrlichen Vogelkäfig, wo sich Mesmer, wie uns seine letzten Besucher und die von ihm nach wie vor behandelten Patienten berichten, mit Vorliebe aufhielt und die Vögel zu zähmen und sich vertraut zu machen versuchte.

Am 25. Februar 1815 erkrankt Mesmer. Als er sich dem Tode nahe fühlt, bestellt er einen Musikanten, der ihm auf einer Harmonika Weisen von Mozart und Gluck, den Freunden seiner Jugend, vorspielt. Am 1. März lähmt ihn ein Schlaganfall. Vier Tage später haucht er sein Leben aus. Der Bürgermeister, die Nachbarn, Würdenträger der Stadt und der Kirche folgten seinem Sarg. Seine Verwandten erbten ungefähr sechstausend Gulden. Professor Wolfart vollstreckte sein Testament. Auf seinem Grab erhebt sich, von einem Gitter und Blattwerk umgeben, ein von den Maurern inspirierter Grabstein.

*

Ein Arzt, Dr. Sammler, der Mesmer noch kurz vor dessen Tod besuchte, teilte uns mit, daß dieser nicht aufhörte, sich über die Undankbarkeit der Menschen und die Feindseligkeiten der Ärzte zu beklagen und zu bedauern, daß seine Entdeckungen nach seinem Tode vergessen sein würden. Es kam jedoch anders.

Mesmers Wassertonne sollte zwar bald zu den Kuriositäten der Geschichte zählen, aber bekannte Ärzte interessierten sich weiterhin für den Magnetismus und versuchten, die Phänomene wissenschaftlich zu erklären. Trotz seiner verwirrenden Veröffentlichungen steht Mesmer das Verdienst zu, als erster seiner Zeit Erfahrungen gesammelt zu haben, die die Schulmedizin anregten und zwangen, sich mit den Phänomenen zu befassen. Die Pariser Akademie mußte später ihr vernichtendes Urteil widerrufen und anerkannte 1831, „daß der tierische Magnetismus seinen berechtigten Platz im Rahmen der medizinischen Wissenschaft einnimmt". Die Genugtuung kam zu spät, Mesmer war bereits sechzehn Jahre tot.

Mesmers Schüler nahmen seine Fackel wieder auf. Der bekannteste unter ihnen, Marquis de Puységur, erforschte den Somnambulismus, dessen „Hauptursache der Magnetismus war". Zu Ende des 18. Jahrhunderts entdeckte Professor Petelin, der Präsident der Société de Médecine in Lyon, seinerseits die Erscheinung der künstlich herbeigeführten Katalepsie bei magnetisierten Individuen. Deleuze, von dem schon früher die Rede war, führte seine Arbeiten über Hypnose und Somnambulismus weiter.

Die Erschütterungen, die durch die Revolution hervorgerufen wurden, verlangsamten, zumindest in Frankreich, die Ausbreitung des Magnetismus. Dagegen verbreitete sich dieser rasch in ganz Europa und sogar in den Vereinigten Staaten, wofür, sagt man, Lafayette gesorgt haben soll. In Rußland, wo der Zar 1815 einen Ausschuß von Gelehrten mit der Untersuchung der neuen Methoden beauftragte, in Schweden, Dänemark und England, wo Doktor Fortes bei chirurgischen Operationen magnetische Anästhesie herbeiführte – überall diskutierten die berühmtesten Ärzte den Magnetismus und seine therapeutische Anwendung. In Deutschland blühte der Magnetismus am stärksten auf, zum Teil dank Lavater, der den Ärztestand von Bremen auf die neuen Heilmethoden aufmerksam machte. Der Engländer James Braid gab den Phänomenen einen neuen Namen. Seither gibt es den „Hypnotismus".

Erst in der zweiten Hälfte des 19. Jahrhunderts erhalten jedoch

Mesmers Beobachtungen, insbesondere dank der Arbeiten Charcots, eine wirklich wissenschaftliche Grundlage. J. M. Charcot, Mitglied der Akademie, war der erste, der 1879 die Phänomene der Hypnose gründlich untersuchte. Schüler und Neugierige drängten sich in der Salpêtrière, um zu sehen, wie der berühmte Professor bei seinen Patienten, insbesondere Hysterikern, kataleptische Zustände und eine totale Schmerzunempfindlichkeit hervorrief. Charcot sowie seine Schüler H. Bernheim, Pierre Janet, Georges Dumas und andere waren noch nicht in der Lage, die Bedeutung ihrer Entdeckungen richtig einzuschätzen. Erst Freud, dem diese Arbeiten bekannt waren, sollte dann den Mechanismus und den Einfluß des Unterbewußtseins ins rechte Licht rücken, um schließlich zur Psychoanalyse zu gelangen.

Ohne Mesmers Verdienste zu Lasten seiner erlauchten wissenschaftlichen Nachfahren zu überschätzen, kennt man heute die positiven Punkte seines „tierischen Magnetismus“, den er empirisch, also anfechtbar, ausübte. Er war der Schrittmacher für die moderne Psychotherapie, insbesondere der Hypnotherapie, wie diese gegenwärtig in aller Welt von Psychiatern und Psychologen angewandt werden.

Mesmers Verleumder vertraten stets die Ansicht, er verdanke seine glücklichen Heilungen der Einbildung, wenn nicht sogar der Täuschung, die er bei seinen Patienten wachzurufen verstanden habe. Ein Chronist der damaligen Zeit grub ihnen in einem satirischen Blatt mit viel Geist das Wasser ab. Er ließ einen sogenannten Patienten Mesmers sagen: „Falls ich meine Gesundheit, derer ich mich zu erfreuen glaube, einer Illusion verdanke, bitte ich die Gelehrten, die alles so klar sehen, demütig, sie mir nicht zu zerstören. Sollen sie doch das Universum erhellen, mich aber in meinem Irrtum belassen und mir in meiner Einfältigkeit, meiner Schwäche und meiner Unwissenheit erlauben, eine unsichtbare Kraft zu gebrauchen, die es nicht gibt, die mich aber gesund macht.“

2. Heiler und Heilpraktiker

Im Zwielicht der Illegalität und Schwärmerei

Jetzt, da unsere Helden zu ihrem historischen Olymp zurückgekehrt sind, ändert sich der Stoff. Diesmal haben wir es mit Menschen ohne Legende zu tun, die überdies noch leben. Mit ihnen betreten wir eine Welt, die gleichzeitig geheimnisvoll und bekannt ist – die Welt der Heiler.

Abgesehen von Ausnahmen, gibt es unter ihnen wenige Schwärmer. Schwärmer treffen wir vor allem unter ihren Patienten an: Männer oder Frauen, die eine Neigung für das Wunderbare, das Übernatürliche haben und die jene Heiler mit einer besonderen Fähigkeit ausgestattet glauben, nämlich der zum Heilen durch ungewöhnliche Methoden, außerhalb der konventionellen Heilverfahren.

Es ist unmöglich, die genaue Anzahl der Heilpraktiker abzuschätzen. Man gibt, allein für Frankreich, Ziffern an, die von einigen tausend bis zu über dreißigtausend reichen. Eines ist sicher: es gibt deren sehr viele. Da sie jedoch keine Praxis betreiben dürfen, müssen sie sich verstecken und ihren wahren Beruf verheimlichen. Aus diesem Grund kann ihre Anzahl statistisch nicht erfaßt werden.

Sie geben etwa vor, Handelsvertreter, Kräuterhändler, Schneider zu sein, andere geben sich als Schriftsteller oder Journalisten aus. Wieder andere üben ihre Kunst im Lager ihres Papier- oder Tabakgeschäftes aus. Und schließlich gibt es auch noch jene, die ihre Patienten in ihrer Privatwohnung, ihrem Landhaus oder, wenn sie auf Reisen sind, in einem einfachen Hotelzimmer empfangen.

Im Gegensatz zu anderen Autoren, die diese Gruppe am Rande

der Gesellschaft beschrieben haben, möchte ich hier niemanden namentlich nennen. Ihre Werbung sollen sie selber machen, zumal sie keine Mühe haben, ihren eigenen Ruhm zu verbreiten. Zwar müssen sie im Verborgenen arbeiten – aus Gründen, die wir noch kennenlernen werden – und doch verbreitet sich ihr Ruf von Mund zu Mund. Sobald ihre Patienten geheilt sind (oder es zu sein glauben, was auf dasselbe hinausläuft), posaunen diese ihre Verdienste aus und geben jedem, der ihnen über den Weg läuft, den Namen des Heilers an, wobei sie ganz stolz darauf sind, einen wunderbaren Retter gefunden zu haben. Die Lawine wächst schnell, die Patientenliste ebenfalls. Die meisten Heilpraktiker sind von Telefonanrufen und Bitten um Hausbesuche überflutet. „Ich weiß schon nicht mehr", sagte mir einer von ihnen, „wo mein Kopf steht." Angesichts der Menschenmenge, die auf der Treppe bis auf die Straße hinunter Schlange stand, fiel es mir nicht schwer, scinen Worten Glauben zu schenken.

*

Es gibt genug Werke, medizinischen Inhalts oder andere, die sich mit beispielloser Heftigkeit gegen die Heilpraktiker und ihre Methoden wenden. Deren Tonart ist zumeist derart aggressiv und maßlos und in mancher Hinsicht so ungerecht, daß man fast versucht ist, für jene Partei zu ergreifen, die so mitleidlos angegriffen werden. Liest man andererseits die Schriften derer, die die verbotene Zunft der Heilpraktiker mit übertriebenen und oft abwegigen Argumenten in den Himmel rühmen, so hat man nicht übel Lust, gleichfalls zu protestieren. In beiden Fällen – sei's für, sei's gegen – wird mit Leidenschaft gekämpft – oft ohne daß man versuchte, sich auch nur den Schein der Objektivität zu geben. „Alles was übertrieben wird, ist unbedeutend", sagte Talleyrand. Wir wollen hier versuchen, die Widersprüche zu entwirren.

Mehr oder weniger sind alle Heilpraktiker wegen illegaler Ausübung der Medizin von gerichtlicher Verfolgung bedroht. Die Ausübung des Arztberufes wird in Frankreich von einem Gesetz vom 30. November 1892 und durch den Erlaß vom 24. September 1945 geregelt. Insbesondere der Erlaß ist sehr streng: „Jede Person übt den Arztberuf illegal aus, die sich, sogar in Gegenwart eines Arztes, an der Erstellung einer Diagnose oder der Behandlung von Krankheiten oder von angeborenen oder erworbenen, angenommenen oder tatsächlichen Leiden, persönlich, mündlich oder schriftlich oder auf jede andere Art beteiligt oder eine der o. a. Handlungen ausführt ...“ usw. Demnach hat niemand, selbst in Gegenwart eines Arztes, das Recht, seinem Nächsten einen persönlichen Ratschlag oder ein schmerzstillendes Mittel zu geben. Ein Apotheker wäre ebenfalls nicht berechtigt, jemandem ein Aspirin gegen Kopfschmerzen oder, bei Verdauungsstörungen, Vichy-Tabletten aus eigenem Gutdünken vorzuschlagen. Nähme man den Erlaß wörtlich, so wäre ein solcher Ratschlag bereits ärztliche Behandlung. Wie man sieht, führt das zu widersinnigen Situationen. Wie schon Montaigne schrieb: „Die Gesetze bleiben bestehen, nicht, weil sie gerecht sind, sondern weil es Gesetze sind. Ihre Autorität ist mystisch begründet: Sie haben keine andere.“

In Deutschland ist die Ausübung des Heilgewerbes durch nicht approbierte Personen durch das Heilpraktikergesetz vom 17. Februar 1939 in der Fassung von 1960 geregelt. Danach bedürfen Heilpraktiker einer in das Ermessen der unteren Verwaltungsbehörde gestellten Erlaubnis. Sie dürfen die Heilkunde nicht im Umherziehen ausüben, dürfen keine Arznei- oder Geheimmittel feilbieten, keine den Ärzten vorbehaltenen Krankheiten behandeln, keine Impfungen vornehmen etc. Die Rechtslage ist weniger streng als in Frankreich, aber auch hier besteht keine Kurierfreiheit.

Die Einstellung der Ärzteschaft ist klar. Der Berufsstand zwingt die Behörden, das Gesetz strikt anzuwenden, woraus sich die häufigen Prozesse ableiten, in denen angeklagte Heilpraktiker fast immer verurteilt werden, selbst wenn bestallte Ärzte oder Professoren der Medizin zugunsten der Angeklagten aussagen. Die Ärzte sind, von einigen Ausnahmen abgesehen, ehrliche, gewissenhafte Menschen. Aber warum sind sie so streng, so intolerant, so wenig anpassungsfähig? Zugegeben: der Titel, den sie erworben haben, gibt ihnen allein das Recht, zu heilen oder sich zu irren. Zugegeben auch, daß die ungesetzliche Konkurrenz, die ihnen die Heilpraktiker machen, ihnen auf die Dauer unerträglich erscheint. Ist das jedoch Grund genug für die Verfemung dieser Leute?

„Die Heilpraktiker", sagte mir ein Professor, Inhaber eines Lehrstuhls für Psychiatrie, „müßten das schlechte Gewissen der Ärzte sein. Unabsichtlich versorgen diese nämlich die Heilpraktiker mit Kundschaft. Sie entgehen jedoch nicht ihrer eigenen Verantwortung, indem sie die Heiler verurteilen. Der Bannfluch ist bedeutungslos."

Ich las die folgenden Zeilen in einer Broschüre, die von einem kompromißlosen Verteidiger der Schulmedizin, Fernand Mouquin, verfaßt worden war: „Gottlob besitzt der Berufsstand der Ärzte noch eine Ethik, die es ihm nicht erlaubt, sich herabzulassen. Ich für meinen Teil könnte es nicht verstehen, daß ein Arzt, der diesen Namen verdient, bereit sein könnte, mit einem Heilpraktiker zusammenzuarbeiten." Glücklicherweise sind viele Ärzte weit davon entfernt, gleicher Ansicht zu sein.

*

Um die Heilpraktiker in Verruf zu bringen, setzt man sie auf das Niveau von Jahrmarktgauklern herab. Man vergleicht sie mit dem berüchtigten Tabarin, der mit seinem Komplizen Mondor in Paris auf der Place Dauphine arbeitete. Nachdem die beiden mit ihren Possen und Albernheiten die Gaffer angezogen hatten, verkauften sie ihnen Balsam, Salben und Opiate, „gegen die Kolik, gegen die Seekrankheit", Öle, „um trägen Ohren aufzuhelfen", Tabletten, „um schlechte Laune, Schorf und Brustrisse zu vertreiben". Sie boten für ein paar Sous „Heilmittel an, die alles heilten, einschließlich unheilbarer Krankheiten". Jean Barreyre zitiert einen als L'Herbier bekannten Kräuterhändler, der auf dem Jahrmarkt von Saint-Laurent große Reden schwang: „Nehmen Sie den Hut ab, hören Sie gut zu und sehen Sie sich meine Kräuter an, die

Madame in dieses Land schickt und die ich für Pfennige verschleudere, damit der Arme sie genausogut wie der Reiche erwerben kann (. . .), diese Kräuter, die bitter im Mund und süß im Herzen sind." Nachdem er erklärt hatte, daß man sie mit Wein oder klarem Wasser trinken könne, fügte er mit gleichgültiger Miene hinzu: „Wer will, kann sich bedienen, und wer nicht will, kann es sein lassen!" Wodurch er sich als guter Psychologe erwies.

Was soll man noch über einen gewissen Melchisedech Berry sagen – jenen schönen Mann, der mit schwarz-goldenem Gewand und überreichem Bart auftrat und zu Ende des 17. Jahrhunderts vorgab, dank seinem „Zauberbalsam" innerhalb von vierzehn Tagen Rom von der Pest kuriert zu haben? Um diesem Märchen den Glauben beizusteuern, hatte noch der Papst, der ihm seine Dankbarkeit erweisen wollte, eine Goldmünze mit seinem Bildnis prägen lassen! Solchen Gauklern die Heilpraktiker gleichzusetzen, verfehlt nicht das Ziel.

Uns ist bereits bekannt, wie die Saint-Germains, Cagliostros, Mesmers und andere weniger bekannte Heiler behandelt wurden, mit welcher irritierenden Parteilichkeit sie verleumdet wurden und noch werden. Das alles ist vor allem ein Beweis für die bösen Absichten der Verleumder. Die Heilpraktiker, die sich außer Gesetz stellen, um anderen zu helfen (für viele ist dies wichtiger als das Geld), sind kein nobles Ziel für wütende Kritiker. Aber zu allen Zeiten griff man die „Praktiker" an, und zwar selbst „wenn es unleugbar ist", wie uns ein Arzt und Priester, Marc Oraison, versichert, „daß die Heilpraktiker manchmal therapeutische Ergebnisse erzielen, die zugelassene Ärzte mit den konventionellen wissenschaftlichen Mitteln nicht erzielen".[1]

In der Tat finden wir verblüffende Analogien zwischen den Heilpraktikern vor zweihundert Jahren und denen von heute. Der auffallendste Unterschied liegt vielleicht darin, daß sich in unserer Zeit niemand sosehr aus der Masse heraushebt, daß er

---

[1] Marc Oraison: *Médecins et guérisseurs.*

eine außergewöhnliche und schon zu Lebzeiten legendäre Erscheinung wie Cagliostro wird. Die Vorliebe für das Fremdartige und das Unerwartete wirkt sich auf anderen Gebieten aus. Die Fortschritte der Wissenschaft haben viele „wunderbare“ Phänomene, die früher nur einem faszinierenden Menschen zugeschrieben wurden, abgebaut. Aber auf jeder Seite der Schranken, die zwischen der konventionellen Medizin und der therapeutischen Praxis errichtet sind, werden noch heute ähnliche Diskussionen und Streitgespräche geführt, die noch lange nicht erlöschen werden ...

Der Vorwurf der Gewinnsucht wird am häufigsten gegen die Heilpraktiker vorgebracht. Diese Anschuldigung ist jedoch nur in bestimmten Fällen gerechtfertigt.

Die Geschicktesten unter ihnen sind zweifellos jene, die kein Honorar für ihre Dienste festlegen, sondern das akzeptieren, was man ihnen freiwillig anbietet. Bisweilen zögern sie nicht, sich mit ein paar Geldstücken, die man für sie in eine Tasche wirft oder auf einen Teller legt, zu begnügen. Da gewisse Heilpraktiker, wenn man so sagen darf, am Laufband arbeiten und nacheinander ein Dutzend Patienten untersuchen, die sich alle zusammen in einem Raum befinden, erhalten sie auf diese Weise am Ende des Tages ein nicht unbeachtliches Honorar. Andere wieder ziehen Gewinn aus dem Verkauf von Salben oder Kräutern, wobei oft noch ihr Name die Verpackung ziert. Im allgemeinen sind die Heilpraktiker jedoch sehr viel gewissenhafter, als man gemeinhin wahrhaben will. Sie behandeln eine große Anzahl von Kranken, ohne von ihnen etwas zu fordern, oder gegen bescheidene Naturalgaben. Ich kenne Heilpraktiker, welche die Mühe nicht scheuen, auf dem Land Hausbesuche zu machen.

Ohne unangebrachte Vergleiche zu ziehen, darf man sagen, daß auch der Ärztestand nicht nur uneigennützige Ärzte stellt. Wenn auch die meisten sich unangreifbarer Integrität befleißigen, so gibt es doch auch andere. Manche legen ihr Honorar entsprechend ihrem Zeitaufwand für die Patienten fest; was nicht nur störend, sondern auch – in Fällen unbemittelter Kranker – skandalös ist, und seien diese Ärzte durch Diplome und Tarife auch zehnmal dazu berechtigt.

Die Gegner der Heilpraktiker bringen das Argument vor, daß die gegen die Gesetzesbrecher ergriffenen Sanktionen – eine Geldstrafe oder, bei Rückfall, eine Gefängnisstrafe – von den Betroffenen mit Genugtuung aufgenommen würden. Wenn man ihnen glauben soll, „versprechen sich die Heilpraktiker von gerichtlichen Verfolgungen eine günstige Werbung". Das ist eine üble Nachrede. Es ist stets schmerzlich, Strafen zu zahlen, zumal diese oft hoch sind und wozu noch die Gerichtskosten hinzukommen. Was die Haftstrafen anbetrifft, so braucht man nur jene zu fragen„ die eingesperrt waren, um von ihnen zu hören, in welch schrecklicher Erinnerung das Gefängnis bleibt.

Die bekannteren Heilpraktiker haben mehr Patienten, als sie betreuen können. Bliebe der größte Teil ihrer Behandlungen erfolglos, würde es um ihren Namen bald still werden, und sie müßten ihre Praxis wegen mangelnder Kundschaft aufgeben. Daran ist nicht zu zweifeln. Es gibt daher Heilpraktiker, die unbestritten Erfolg haben.

Man muß darum auch glauben, daß die hingebungsvollen Heilpraktiker eine Gabe, eine Fähigkeit, eine parapsychische Kraft besitzen – die Bezeichnung ist nicht wichtig –, derer sie sich gegenüber ihren Kunden bedienen, um diese, möglicherweise nur in Form alltäglicher, einfacher und ermutigender Worte, aufzurichten. Die einmal so eingenommenen Patienten brauchen dann kaum noch überzeugt zu werden, um die Ratschläge, die ihnen gegeben werden, sowie die harmlosen Heilmittel, die man ihnen manchmal vorschlägt, für gut zu halten. Für diese Art Patienten ist ein magischer Anstrich nicht erforderlich. Im Gegenteil zu den Inspirierten von früher, die sich mit Pomp und Glanz umgaben und sich ihrer Talente nur in entsprechender Inszenierung bedienten, sind ihre bescheidenen Nachkommen Menschen, die sich durch nichts von ihrer Umgebung abheben. Dabei sind es ihre Worte, die die Schmerzen lindern und jene Menschen beschwichtigen, die sich um ihre Gesundheit sorgen und sehr oft nur beruhigt werden müssen, damit sie sich getröstet fühlen. Im 7. Jahrhundert vor Chr. schrieb Zarathustra: „Es gibt drei Arten von Heilern: diejenigen, die mit Pflanzen heilen, die, die mit dem Messer heilen, und die, die mit Worten heilen. Die letzteren sind die größten."

Wie bei Cagliostro und Mesmer ist es eine Art „Fluidum", das von ihrer Person ausgeht und dem im allgemeinen das Geheimnis der Wohltaten zugeschrieben wird, das die Kranken verspüren. Allein beim Hören des Wortes Fluidum geraten starke Geister außer sich. Welcher Natur ist es? Wie kann man es messen? Wie wirkt es? Und man stellt tausend um so eher scheinbar richtige Fragen, als keine einzige wissenschaftlich vertretbare Antwort möglich ist. Man muß zugeben, daß die Erklärungen, die die Anhänger des magnetischen Fluidums zu geben versuchten, kaum überzeugend sind. Ein gewisser Dr. Roux nimmt an, daß „in der Natur, im menschlichen Körper und auch in den anderen Körpern, die der Wirkung des Erdmagnetismus ausgesetzt sind, alles strahlt, alles vibriert". Jacques Viguérie (von Jean Palaiseul zitiert): „. . . Die Körper geben Strahlungen ab . . . Mit den Nervenspitzen der Finger fängt der Magnetiseur diese Strahlungen auf . . ." Ein dritter, Henry de France: „Unser Körper spielt mehr oder weniger die Rolle eines Strahlenempfängers." Andere sprechen von „psychischer Ansteckung".

Hier wollen wir die Zitate abbrechen, nachdem sie uns ohnehin nichts sagen. Wie immer auf dem Gebiet unerklärlicher Erscheinungen, geraten menschliche Erfahrung und empirisch gewonnene Tatsachen, denen sich noch eine gute Prise Leichtgläubigkeit beigesellt, mit rationalem Denken in Konflikt. Es gibt jedoch fraglos unbekannte Strömungen, unbekannte Energien und unsichtbare Kreisläufe, die im Umlauf sind und von Menschen unbewußt aufgefangen werden. Dafür hat die moderne Parapsychologie gültige Beweise erbracht. Es mögen daher besonders sensible Heiler, mehr als andere Menschen, eine außerordentliche Fähigkeit besitzen oder entwickelt haben, die auf die Menschen einen heilsamen Einfluß ausübt, die in der Hoffnung, von ihren Beschwerden befreit zu werden, um so aufnahmebereiter und beeinflußbarer sind.

Am Ende langer Worte behaupten diejenigen, die alle von solchen Außenseitern der Medizin erzielten Heilungen ableugnen, daß die Kranken in Wirklichkeit niemals an den Beschwerden litten, von denen sie geheilt zu sein vorgeben. Dies ist in manchen Fällen nicht auszuschließen, bleibt aber für die Patienten, die sich krank fühlten und nach ihrer Ansicht ihre Gesundheit wiedererlangten, unerheblich. Wenn nach der Behandlung der Magen gelockert ist und die Nerven entspannt sind, ist dies nicht allein der Natur zu verdanken.

Um einen Unterschied zwischen wahren und falschen Heilpraktikern festzulegen, veröffentlichte eine Gruppe von Heilpraktikern den Entwurf eines „Statutes der freien Medizin". Der Vorschlag wurde nicht ernst genommen. Er konnte nicht ernst genommen werden. Diese Interessengruppe forderte, um ihren guten Glauben zu beweisen, „daß die Scharlatane entlarvt und als gemeine Betrüger, die für ein Dutzend Todesfälle verantwortlich sind, behandelt werden sollen". Und ihre Mitglieder fügten hinzu, daß es in Frankreich nur ungefähr dreißig „wahre" Heilpraktiker gebe, zu denen sich, selbstverständlich, die Mitglieder der Gruppe zählen! Solche Eiferer sollten sich über den schlechten Ruf des Heilgewerbes und der Heilpraktiker nicht mehr wundern. Natürlich kennt man keinen einzigen unter ihnen, der damit einverstanden wäre, als Betrüger betrachtet zu werden.

Auf diesem Tätigkeitsfeld ist Betrug außerdem ein relativer Begriff. Fast alle Therapien suggerieren oder arbeiten mit Illusionen. Unsere Heiler ahmen die „Behandlungsriten" und Attitüden der Ärzte nach und kopieren ihre Methoden. Nicht nach diesen Kriterien sollte man sie beurteilen, sondern entsprechend den Ergebnissen, die sie bei ihren Kranken erzielen, auf welche die Suggestionen des Praktikers mitunter sehr erfolgreich wirken.

Dagegen sollten mitleidlos jene Heiler angezeigt und verfolgt werden, die, unverantwortlich und unvorsichtig, Diagnosen aufstellen, Arzneien verschreiben und es, was auch vorkommt, den Kranken verbieten, einen Arzt zu konsultieren. Keine Nachsicht für solche Scharlatane, die mit dem Leben anderer Menschen spielen! Solche Praktiker müssen rechtzeitig entdeckt und angeprangert werden, damit ihnen das Handwerk gelegt werden kann.

Der Weg vom Priesterarzt zum Heiler unserer Zeit

In vergangenen Zeiten gingen Medizin und Magie Hand in Hand. Heute ist dies nicht mehr der Fall. Die Großen der Heilkunst haben sich allmählich von kosmologischen Spekulationen und religiösen Bindungen befreit. Jahrhundertelang haben sie gegen Aberglauben und Unwissenheit gekämpft, wofür ihnen unser aller Dank zusteht. Im Gefolge jedoch von Freud und seinen Schülern, insbesondere Jung und Adler, muß die ärztliche Wissenschaft mehr und mehr irrational genannte Phänomene, die nicht oder nur schwer bewiesen werden können, berücksichtigen. Diese üben indessen auf die Kranken und deren Krankheiten unbestreitbar einen großen Einfluß aus.

Marie-Thérèse Souverbie hat in der Ausgabe vom März 1970 der *Histoire de la Médicine* die Praktiken unserer Vorfahren, von denen sich die im Hinblick auf Region, Klima und Entwicklung der Völker beträchtlich divergierenden Heilmethoden der Gegenwart ableiten, sehr gut analysiert. Sie schreibt: „Medizin und Magie sind bereits ihrem Wesen nach einander entgegengesetzt. Man sollte jedoch nicht vergessen, daß sie ursprünglich eng verbunden waren und daß diese ungeheure Summe menschlicher Spekulationen und menschlicher Erfahrungen die Grundlage aller Zivilisationen darstellt. Die ersten ‚Zauberbücher' liefern uns, wild durcheinander geworfen, praktische Rezepte und magische Formeln. Priester und Heiler bedienten sich ihrer ständig."

Ich habe sicher nicht die Absicht, unsere ständig verbesserten klassischen Heilmethoden mit magischen Verfahren in Wettbewerb zu setzen; noch ferner läge mir die Absicht, die zuletzt genannten anzupreisen. Ich will jedoch auf die bedeutende Rolle hinweisen, die der Mensch – ohne den Grund dafür erklären zu können – seit jeher der Macht der Imagination und der Suggestion zugemessen hat.

„Wir müssen annehmen", schrieb C. G. Jung, „daß das Unbewußte nicht nur Persönliches, sondern auch Unpersönliches, Kollektives in Form *vererbter Kategorien* oder Archetypen enthalte ... Ich spreche darum von einem kollektiven Unbewußten."[1] Glaubt man wirklich, man könne diese „ererbten Kategorien", die wir in uns tragen und die uns antreiben, mit einem Federstrich auslöschen? Es gibt Ärzte, die dies nicht genügend berücksichtigen und die, im Namen der Vernunft, die Heilung ihrer Kranken allein sich selbst und den Arzneien zuschreiben. Bescheidener war Ambroise Paré, der sagte: „Ich habe ihn verbunden, Gott hat ihn geheilt." Jung wies auch darauf hin, daß die in unserem Unbewußten bewahrten Urbilder „tröstend" seien und von den alten Priesterärzten zur Heilung benutzt wurden. Unsere heutigen Heilpraktiker wären sehr erstaunt, wenn man sie auf derartige Garanten aufmerksam machte.

Religion und Magie nahmen einen gemeinsamen Ursprung. In *Médecines Parallèles*[2] kann man lesen: „Nackt, machtlos und ängstlich suchte der Urmensch Schutz vor der Einsamkeit und dem Unerklärlichen im Glauben an übernatürliche Mächte, günstige oder ungünstige. Übernatürliche Wesen, Götter, Dämonen, Geister und Gespenster forderten Opfer und Gebete. Um diese versöhnlich zu stimmen, erfand der Mensch die Magie. Magische Praxis und Götterkult führten zur Geburt des Priesters, der gleichzeitig Zauberer und Arzt war."

Außer in Blutopfern, die man am Ursprung aller Religionen vorfindet, lebte sich der Mensch bei Dorf- oder Stammesfesten im

---

[1] Aus *Die Beziehungen zwischen dem Ich und dem Unbewußten*, Rascher Verlag, Zürich.

[2] Aus *Le livre de la santé*, Band 19, Editions Rencontre, Lausanne.

Rhythmus beschwörender Musik und ritueller Tänze aus, wobei er in Tierhäute gekleidet und mit Federn, Knochen und Muscheln geschmückt war. Auf diese Weise versuchte er, Schicksal zu beschwören, Dämonen auszutreiben, zu verzaubern und, schließlich, zu heilen. Dies diente dem vorgeschichtlichen Menschen lange vor Erfindung der Schrift instinktiv als eine Art Psychohygiene und machtvolle psychotherapeutische Praxis. Die berühmten Höhlenmalereien mit ihrem Jagdzauber und andere Höhlenfunde, von denen manche mehr als dreißigtausend Jahre alt sind, legen ein beredtes Zeugnis für die Ausübung magischer Praktiken ab. Mit ihrer Hilfe glaubte man die geheimnisvollen Naturmächte zu beherrschen oder doch zu beschwichtigen, das Schlechte zu besiegen und den Tod zu überwinden. Diese Zeugnisse enthalten Symbole, in deren Geheimnis wir nur unzulänglich eingedrungen sind. Man findet in ihnen die vier Grundelemente: das Wasser, das dem Himmel entstammt, das reinigt und heilt; das Feuer, das verbrennt und erhellt; die Luft, dieses göttliche Element, „Inbegriff der Erhebung und des geistigen Fortschritts", und schließlich die Erde, Symbol von Fruchtbarkeit und Geburt, aber auch des Todes. Diese Grundthemen finden sich in der Taufe abgewandelt wieder, dem Reinigungsritual durch Eintauchen in geweihtes Wasser, und das Feuer erkennen wir, gebändigt, in der Flamme geheiligter Kerzen und im Heiligenschein; die Luft, versinnbildlicht durch die Tauben, Symbol des Friedens, die Engel in der christlichen Bildersprache; die Erde, aus der die verflochtenen Schlangen dringen (Symbol der Dualität von Leben und Tod, Sonne und Mond, Licht und Schatten), die dem Hermes, dem Gott der Magie in der griechischen Mythologie, zum Attribut wurden und die man auf dem Äskulapstab wiederfindet, dem Symbol für Gesundheit und Heilung.

M.-T. Souverbie erinnert in ihrem schon zitierten Werk daran, daß Appollon, der Gott der Heilkunst, auch die Harmonie der Bedürfnisse des Körpers und des Geistes symbolisiert. Sie schrieb: „In den Heiligtümern der Heilgötter, in Epidauros und Kos, praktizierten die Ärzte eine Mischung von Therapien auf religiösem und hygienischem Hintergrund, wie Opfer, Bäder, Spiele, Schlaf- und Fastenkuren, immer im Hinblick auf das Ideal jener Zeit: ‚Eine gesunde Seele in einem gesunden Körper.'"

Hippokrates, auf den sich die Ärzte noch heute berufen, war der Chef der Schule von Kos, und beim Ärztegelöbnis schwört jeder Arzt heute noch den „hippokratischen Eid".

Nach dieser Exkursion in die Geschichte wollen wir wieder zur Gegenwart zurückkehren. Jahrhunderte, Jahrtausende sind vergangen, eine unübersehbare Kette von Menschen ist vorübergezogen; trotzdem entdeckt man noch Spuren – nein: vielmehr deutliche Zeichen – der Mentalität unserer entferntesten Vorfahren.

Das Studium der primitiven Stämme, die noch heute zahlreiche Regionen Mittelafrikas und Südamerikas bewohnen, beweist, daß die Riten und Heilmethoden, die vor Urzeiten praktiziert worden waren, auch heute noch in Gebrauch sind. Desgleichen finden wir auch noch häufig die Gestalt des Priesters oder des Zauberer-Medizinmannes in bereits höher entwickelten Gemeinschaften, zum Beispiel in Sibirien, auf Ceylon, in Nepal, auf Bali, in Indonesien, bei bestimmten Indianerstämmen in Panama und anderweitig. In den mystischen Zeremonien zur Vertreibung eines (auf das Eindringen eines bösen Geistes zurückzuführenden) Übels ist der Meister aller geheimnisvollen Einflüsse – der hier Schamane, dort Medizinmann heißt – der inspirierte große Heiler, halb Priester und auch halb Astrologe, der sein zur Verehrung der Götter und zum Schutze der Gesundheit versammeltes Publikum fasziniert, in Ekstase versetzt und beherrscht. Im Laufe langer Initiationszeit hat der Priester-Zauberer die heiligen Gesänge und die Heilungsrituale erlernt. Er kennt die Geheimnisse des Lebens, bewahrt die uralten „Geheimnisse" und weiß über die Eigenschaften der Pflanzen Bescheid. Er spricht rhythmische Beschwörungsformeln, die bisweilen von Gesängen unterbrochen werden, bis die Gläubigen verzaubert, verzückt, in Trance sind.

Auf Ceylon kann man etwa solche Szenen beobachten. Die Zauberer-Heiler, die an allen wichtigen Ereignissen im Leben der Menschen teilnehmen (Geburt, Tod, Krankheit, aber auch Trokkenheit oder gefährdete Ernten), fallen in Trance, die Eingeborenen tun es ihnen alsbald nach. Eingeweihte geben vor, daß zuvor regelmäßig große Mengen halluzinogener Getränke eingenommen würden. Jedenfalls verstehen jene Schrittmacher die Menschenmenge in eine enorme Gefühlserregung mit allen Anzeichen ansteckender Wirkung zu steigern... Das Publikum scheint am Ende der Zeremonie heiter, entspannt und erlöst zu sein. Man könnte geradezu annehmen, der Zauberer hätte die Seinen an einer erfolgreichen Sitzung für Gruppentherapie teilnehmen lassen.

Auf Bali herrscht eine ähnliche seltsame Atmosphäre. Die Religion ist dort allgegenwärtig, und zwar von der Geburt bis zum Tod, in den Häusern und auf den Feldern. Während Indonesien fast ausschließlich islamitisch ist, sind die Einwohner Balis Hindus. Ihr Kult, der einige Spuren des Animismus beibehält, nimmt alle Ereignisse des täglichen Lebens zum Anlaß, um Brahma, Wischnu, Schiwa und all die Götter, Dämonen und Geister anzurufen, die Gutes und Böses, Krankheit und Heilung austeilen. Man muß den erstaunlichen „Affentanz" gesehen haben, bei dem gut hundert Männer mit nacktem Oberkörper, begleitet von entfesselten Musikanten, Arme und Körper winden, schreien, keuchen und kreischen, während andere im Feuerschein der Fackeln wahrhaft entsetzliche Masken zur Schau tragen. Dieser berühmte Tanz ist legendär geworden. Das Zeremoniell entspringt, hier wie anderswo, dem Bedürfnis, die Menschen von ihrer in der Seele schlummernden Urangst und ihren Leiden zu befreien.

Diese beiden Musterbeispiele von Exorzismen, wie diese von den Asiaten praktiziert werden, werfen Licht auf die Art, wie die Heiler, Zauberer oder Priester, manchmal mit Hilfe von Tieropfern, den „bösen Geist" austreiben, der in den Körper des Kranken gefahren ist. Wir sind weit von den Methoden unserer westlichen Heilpraktiker entfernt. Aber das schwärmerische Vertrauen, das man ihnen entgegenbringt, und der Einfluß, den sie auf ihre Kundschaft haben, entstammen, im richtigen Verhältnis betrachtet, derselben Geisteshaltung – die die Asiaten veranlaßt, sich eher einem eingeborenen Medizinmann als einem eingeborenen approbierten Arzt anzuvertrauen. Im Laufe mehrerer Reisen habe ich seitens vieler Ärzte, die zum größten Teil in Europa oder den Vereinigten Staaten studiert haben, immer wieder ähnliche Klagen vernommen, die denen ihrer europäischen Kollegen gleichen. Die armen Leute, die die Ärzte oder die Krankenhauseinrichtung fürchten, ziehen es vor, sich zum Heiler zu begeben, den sie kennen und der ihrer Rasse, ihrem Klan oder ihrem Dorf angehört.

*

Eine der hauptsächlichsten Klagen, die die Heilpraktiker vorbringen, gründet sich auf die bedingungslose Ablehnung, sie anzuerkennen, und die Weigerung, ihnen Regeln aufzuerlegen – und seien diese noch so streng oder, im Fall der Mißachtung, mit den härtesten Sanktionen verbunden! Sie weisen darauf hin, daß sie nirgends wie in Frankreich verfolgt werden. In Deutschland ist das Heilgewerbe gesetzlich geregelt.[1] In Belgien, Italien und England gibt es, obgleich die überwiegende Mehrheit der Ärzte ihnen ebenfalls feindlich gegenübersteht, weder einen Verband noch ein Gesetz, die untersagen würden, dem Nächsten zu helfen, dies schon gar nicht in Fällen, die a priori jeder Gravität entbehren (Handauflegen, Gabe von Kräutern oder neutralen Pomaden usw.).

Als Kuriosum soll der Kanton Appenzell in der Schweiz erwähnt werden, wo jeder Mensch, der den Nachweis eines einwandfreien Leumundes und der Niederlassungsbewilligung erbringt, eine Praxis eröffnen und Arzneien empfehlen oder verkaufen darf, die zum größten Teil in Eigenproduktion hergestellt werden. Appenzell ist das Paradies der Heilpraktiker. Um ehrlich zu sein: die Einwohner dieser reizenden Alpengegend sind weder

---

[1] Siehe Seite 89.

bei besserer noch bei schlechterer Gesundheit als anderweitig auch.

Alle Heilpraktiker verfügen über „Tausende von Attestationen oder Dankbezeugungen“ ihrer Kranken, die sie behandelt, geheilt oder gerettet haben. Die Heilpraktiker verweisen auch auf angebliche Überweisungen von Ärzten, deren Name selbstverständlich nicht erwähnt wird (dies würde gegen bestehende Gesetze verstoßen), die bestimmte Kranke (die sie nicht heilen konnten) einem Heilpraktiker zuwiesen. Manche Bescheinigungen stammen von ausgeprägten Neurotikern, die sich wichtig machen wollen, andere (und ich werde mich hüten, jemanden namentlich anzuführen) besagen absolut nichts: diese Briefe sind – unter der Voraussetzung ihrer Echtheit – einfach mit einem Datum und den Initialen versehen. Schließlich aber sind solche Dankbezeugungen als Beweise kaum stichhaltig. Die Ärzte erhalten unzählige Briefe ähnlichen Inhaltes; Berufsgeheimnis und Würde hindern sie jedoch daran, diese zu veröffentlichen.

Die Patienten eines Heilpraktikers – deren Ausgaben ihnen jedenfalls von der staatlichen Krankenversicherung nicht ersetzt werden – bemühen sich manchmal auf eine sehr rührende Art, ihre Dankbarkeit dem gegenüber zu beweisen, der sie wieder gesund machte. Aber auch dies beweist immer noch nicht mehr, als daß viele Heilpraktiker gute Ergebnisse erzielen. Und dies weiß ohnehin jeder, mit Ausnahme ihrer unerbittlichen Feinde.

Noch ein letzter Punkt: Wenn man auch die Erfolge unserer „Illegalen“ kennt, so weiß man meistens doch kaum etwas über ihre Mißerfolge. Die Patienten, die keine Heilung an sich erfuhren, hüten sich, ihre Unzufriedenheit oder ihre Enttäuschung bekanntzugeben. Sie müßten ja gleichzeitig auch ihre Leichtgläubigkeit zugeben, derer sich im allgemeinen niemand rühmt. Ein edlerer Grund hält sie jedoch auch zurück: Sie behalten aus ihrem Umgang mit den Heilpraktikern eine angenehme Erinnerung, ohne jegliches Gefühl der Bitterkeit zurück. Sie wurden zwar nicht wiederhergestellt, wie sie es sich vorher vorgestellt hatten; aber die Heilpraktiker haben ihnen neue Hoffnung geschenkt. Sie waren bedrückt zu ihnen gekommen, und sie verließen sie, mit sich selbst ausgesöhnt und weniger besorgt um ihre Zukunft. Vielleicht ist es die vornehmliche Aufgabe der Heilpraktiker, kranken Menschen neuen Mut zu geben; Menschen, die das Leben nicht verwöhnt hat und deren Leiden häufiger psychischer als physischer Art sind.

*

Die meisten Menschen sind davon überzeugt, daß sich die Kundschaft der Heilpraktiker zum größten Teil aus Neurotikern zusammensetzt. Dies jedoch ist eine falsche Annahme. Später werden wir noch sehen, daß es eine Reihe von Gründen gibt, die die Menschen veranlassen, sich von der konventionellen Medizin abzuwenden und einen Heilpraktiker zu konsultieren. Die meisten suchen moralische Unterstützung, für die die Ärzte im allgemeinen zuwenig Zeit haben.

Abgesehen davon scheint festzustehen, daß die allgemeine Unordnung, die in unserer Welt herrscht, das Renommee der Heilpraktiker begünstigt. Unser hastiges Leben, die zunehmende Gewalttätigkeit, der Abbau jeglicher Autorität, der mehr oder minder bereits alle Gesellschaftsschichten erfaßt hat, Unruhe und Lärm, der Einbruch von fast stets tragischen Ereignissen, die die Welt erschüttern, in die Privatsphäre, die durch Radio und Fernsehen vermittelt und mit einer geradezu sadistischen Vorliebe vorgeführt werden – all diese ständig wiederholten Aggressionen führen zu Streß, d. h. zu organischen und psychischen Störungen, die sich in konfuser Beunruhigung und allgemeinen Angstzuständen äußern, von denen nur wenige Menschen verschont bleiben.

Zu allen Zeiten gehörte es zum guten Ton, von einer historischen Wende zu sprechen. Dies verleiht dem Augenblick, in dem man lebt, Bedeutung. Es kann jedoch nicht bestritten werden, daß, wie immer eine Wendung früher verlief, unsere Gefahrenkurve sich jetzt dem Abgrund nähert und es uns schwindelt; und daß der Mensch, der den Glauben an Gott verlor, keinen Halt, keine Bremse mehr hat, die ihm Einhalt gebieten könnten.

Da jeder Exzeß ein Gegengewicht – ein natürliches oder ein aufgezwungenes – provoziert, hat sich der Mensch blindlings in die Anbetung der Wissenschaft geworfen. Er bereut es jedoch schon wieder, ist auf halbem Weg umgekehrt und richtet sein Denken, auf der Flucht vor den Weisungen der Computer, wieder mehr auf eine weniger mechanisierte Welt, die der Natur näher ist. Dies trifft auf alle Gebiete zu, auf die Freizeit wie auch auf die Heilverfahren. Und daher erklärt sich auch der mächtige Aufwind für die Heiler.

Will man diesen Trend erklären, so darf man sich nicht mit banalen Erklärungen, die man zumeist in den Fachbüchern findet, begnügen, sondern man muß versuchen, sich in die Mentalität der Patienten einzufühlen und den Einflüssen, denen sie unterworfen sind, auf den Grund zu gehen. Diese Einflüsse, hauptsächlich unterschwelliger Art, sind ein Ergebnis unserer heutigen Zeit, eine Art unbewußter Selbstverteidigung gegen die Störungen, die diese Zeit in sich birgt.

Der wissenschaftliche Fortschritt in allen seinen Formen – auf dem Gebiet der Medizin oder anderweitig – hat unbestreitbar das Dasein des Menschen verbessert. Er hat jedoch nicht, er konnte nicht jenes Glück verschaffen, das zwar Herbert Marcuse „objektiv gesehen als reaktionär und unsittlich“ bezeichnet, das sich jedoch sehr viele Menschen in ihrer Sehnsucht nach Sicherheit, Frieden und Harmonie wünschen.

Wir wollen noch weiter gehen: Untersuchen wir dieses dumpfe Unbehagen, diese unfaßbare Angst unserer Zeit, die die Leidenden stärker als die Gesunden verspüren. Aus Angst vor der Zukunft zögert sogar der gesunde Mensch von heute, für Nachkommen zu sorgen. In den meisten Ländern Europas gehen die Geburten gewaltig zurück. Zahlreiche Bauern, die den modernen Erfordernissen der landwirtschaftlichen Erzeugung nicht mehr gewachsen sind, verlassen das Land, ohne sich jedoch dem Stadtleben richtig anpassen zu können. Die alten Menschen ziehen sich in sich zurück, da sie nicht mehr in der Lage sind, sich an den neuen Lebensrhythmus unserer hektischen Zeit zu gewöhnen, der ihnen unerträglich erscheint. Das Gefühl der Unsicherheit und gestörten Gleichgewichts bemächtigt sich zusehends der Menschen und verstärkt sich täglich. Man hat den Eindruck, daß sich Material, Menschen, Ideen, Institutionen, die Strukturen unserer Zivilisation und Kultur ständig schneller abnutzen, daß die Welt sich zu schnell ändert und daß sich dieser Wandel jeder Kontrolle entzieht. Daraus ergibt sich dieses Gefühl der Angst und der Ohnmacht in einer – wie viele Philosophen, Soziologen und Zukunftsforscher betonen – ganz offensichtlich unsicher gewordenen Welt.

Der moderne Mensch ist verunsichert. Daher ist es kaum erstaunlich, daß er Zuflucht bei Magiern und Wundertätern sucht, und zwar bei jenen, die ihm verheißen, daß er mit Hilfe ihrer Methoden sein gefährdetes Gleichgewicht wiederfinden werde. Die Ärzte unserer Schulmedizin können dies den Gesunden und Kranken unserer Gesellschaft kaum versprechen, kaum bieten. Können das die Heilpraktiker?

Die Sitzung beim Heilpraktiker

Wer erstmals einen Naturheilpraktiker, einen „Pendler", einen „Geistheiler" aufsucht (dessen Verdienste man empfahl), verspürt eine geheime Freude. Erst einmal gibt sich jeder skeptisch, spielt den Intellektuellen: „Ich soll etwa an Märchen glauben?" Aber – „eher aus Neugier" und natürlich dank eines Namens und einer Anschrift, die sie „für alle Fälle" aufhoben – bitten sie schließlich telefonisch um ein Treffen. Sie behalten zumeist ihre Anonymität bei, was das Geheimnisvolle an der Sache erhöht.

Klopfen sie dann zum festgelegten Termin an der Tür des Unbekannten, schlägt ihr Herz heftiger als gewöhnlich. Sie finden das Gefühl wieder, das sie früher einmal verspürten, als sie, noch ganz jung und schüchtern, mit ihrem Mädchen an die Hoteltüre gelangten. Hochgestellte Herren nehmen ihre Ordensschleifen ab und legen sie später, für den zweiten Besuch, wieder an, sagte mir ein Heilpraktiker.

Die Sitzung unterscheidet sich jeweils nach der vom Heilpraktiker angewandten Methode, der Mentalität des Ratgebers und der geistigen Verfassung des Patienten. Regelmäßig fällt dem Besucher die Stille auf, die im Empfangszimmer herrscht, ein Zimmer, das im allgemeinen einfach möbliert ist, da zuviel Luxus Beunruhigung hervorrufen würde.

Die Ruhe des Praktikers flößt sogleich Vertrauen ein. Er spricht langsam, mit ruhiger Stimme. Er zeigt Interesse, sei es nun vorgegeben oder echt; dies und die geschickten Fragen, die er stellt, beruhigen den Kunden, entspannen ihn. Menschen, die sich entschließen, einen Heilpraktiker aufzusuchen, sind im allgemeinen schon im voraus bereit, ihm auch zu glauben. Die Schüchternen erwarten ohne Ungeduld die Spruchweisheit des Orakels, wobei der Heiler sich nur vorsichtig vorwagt und dabei jeden Satz und jede Geste abwägt, die ihn auf den guten Weg bringen soll. Selbst Leute, die sich vornahmen zu schweigen, um das Wissen des Wundertäters beurteilen zu können, fangen bald an, sich über ihre Sorgen oder Beschwerden auszulassen. Der Thaumaturg ergreift die Gelegenheit, hört zu und erteilt, da er sich nun auf festem Boden befindet, Ratschläge und verschreibt.

Manche Heilpraktiker betasten den Patienten, andere legen ihre Hände dem kranken Körperteil auf oder befühlen die Stirn, massieren den Kopf, was alles ein ganz natürliches Wärmegefühl hervorruft. Es ist sozusagen Privatsache der Leichtgläubigen, wenn sie dies einer übernatürlichen Macht, einem transzendenten Fluidum mit wunderbaren Eigenschaften zuschreiben. Selbstverständlich wäre dies alles nicht möglich, wenn sich die Neurotiker nicht tatsächlich besser fühlten, wenn die Ängstlichen ihre Ängste und die Hypernervösen ihre Störungen nicht schwinden sähen nach einigen Sitzungen beim Heiler. In der Regel ist der Heiler ein simpler Mensch, der, ohne die geringsten wissenschaftlichen oder medizinischen Kenntnisse, durch seine einfachen Mittel und dank einer im Laufe von Jahren erworbenen Erfahrung instinktiv eine Art Psychotherapie ausübt, deren Wirkungen ausgezeichnet sein können.

*

Die Gefahr bei derartigen „Naturheilverfahren“ ist stets dieselbe (und sie ist nicht gering): daß nämlich die allermeisten Heiler aus guten Gründen nicht fähig sind, die eine oder andere organische Krankheit zu diagnostizieren, die sich bisweilen sehr langsam entwickelt und die, wenn sie nicht rechtzeitig festgestellt wird, den Tod nach sich ziehen kann. Gewissenhafte Heilpraktiker wissen dies und drängen daher ihre Kunden, sich in die Behandlung eines Arztes oder eines Chirurgen zu begeben. Die Scharlatane, die diese strikte Regel ihrer Beschäftigung mißachten, liefern sich der Justiz aus. Die ehrlichen Heilpraktiker kennen ihre Grenzen.

Nach abgeschlossener Konsultation erhebt sich die Frage des Honorars, das in jedem Fall verschieden ist. Die Patienten, die, wie gesagt, dazu bereit sind, alles zu glauben, was ihnen der Heilpraktiker sagt, diskutieren den Preis der Konsultation niemals. Und für die zuletzt Genannten ist das Geld, das sie einstecken, ein Beweis ihres Erfolges. Würden sie nichts verlangen, nähme sie niemand ernst. Sie wissen dies genau und ziehen daraus ihren Vorteil. Ihre Tätigkeit ist einträglich, und sie brauchen, um sie auszuüben, keinem besonderen Studium nachzugehen.

Dies ist jedoch kein ausreichender Grund, Heilpraktiker samt und sonders zu verurteilen. Ihre Getreuen, die von ihnen eine Linderung oder Besserung ihrer Beschwerden erwarten, welche ihnen die konventionelle Medizin nicht zu verschaffen vermochte, versuchen unbewußt, Illusionen aufrechtzuerhalten. Die Welt, die sie in den oft dürftigen Behandlungsräumen des Heilers entdecken, ist nicht die des ausgekochten Arztes, der sie einschüchtert. Die Heiler öffnen eine Tür zu einer Traumwelt. Sie sind Händler der Hoffnung. Ihre Auslassungen, ihre mehr oder minder zusammenhängenden Erklärungen und ihre Beschwörungsriten, die oft genug an jene der Magier-Medizinmänner Afrikas oder Asiens erinnern, faszinieren die Menschen, die der Wirklichkeit entfliehen wollen und von außergewöhnlichen Menschen Rettung erwarten; diese aber befreien sie eher von sich selbst als von ihren Beschwerden. Es gibt eine Wirklichkeit auch der Vorstellung, eine eingebildete Welt, über die man sich nicht täuschen darf – im Bewußtsein allerdings, welche Bedeutung man dem zuschreibt, was André Malraux „den unterirdischen Teil des Menschen" nennt. Träume entschädigen für Gewissenskonflikte.

Vor Scharlatanen wird gewarnt

Wer der Tätigkeit der Heiler gerecht werden will, muß sich von vornherein jeder vorsätzlichen Ablehnung enthalten, wie er auch jede blinde Billigung fragwürdig bleibender Methoden vermeiden sollte. Man sollte sich in diesem Zusammenhang jedoch auch der stattlichen Anzahl sowohl physischer als auch geistiger Phänomene erinnern, die selbst die größten Gelehrten unserer Zeit noch nicht hinreichend erklären können.

Andererseits treiben auf dem Gebiet der freien Medizin zahlreiche Scharlatane ihr Unwesen. Hier folgen einige Beispiele, die zugleich die komische und die bemitleidenswerte Seite der hier möglichen, wahrhaftig inakzeptablen Täuschungsmanöver beleuchten.

Ein gewisser (anonym bleibender) X, der sich als Patriarch der „Confrérie Evangéliste et Christique" (Evangelische und Christliche Brüderschaft – sic!) ausgibt, findet in Paris und in Frankreichs Provinzen großen Zulauf. Er heilt durch das Auflegen seiner Hände auf die kranken Körperteile. Er wie auch viele seiner Adepten geben vor, in ständigem Dialog mit Christus zu stehen. Sie halten sich für Erleuchtete und lassen sich „lieber Retter" nennen; sie bedienen sich eines abwegigen Vokabulars, das nicht zufällig mit medizinischen Fachausdrücken vermischt ist.

Ein anderer, der Große Eingeweihte und Papst des Kreises „Amour et Providence" (Liebe und Vorsehung) läßt unzusammenhängende Predigten auf sein Publikum herabregnen, von denen man nur ein paar Wendungen wie „göttlicher Strom", „verzückter Äther", „Sternenwirbel" usw. versteht.

Wiederum ein anderer, der sich „Prinz der Inspirierten und der sieben Heilungen" nennt, „magnetisiert" Leitungswasser, das er der Herde seiner Kranken einflößen läßt. Außerdem verkauft er ihnen Stoffstücke, die in eine verdächtige Flüssigkeit eingetaucht wurden; diese sollen die Kranken auf die schmerzende Stelle halten.

Eine betagte Frau rühmt sich das „durchdringendste Fluidum, das es gibt", ihr eigen zu nennen, und führt auf ihrer Visitenkarte den Titel „Missionierte Radiästhetin, Inhaberin des Diploms des Forschungszentrums für Magnetiseure". Sie garantiert den Erfolg ihrer Behandlungen, deren „Häufigkeit die Dauer der Behandlung verkürzt". Sie bläst die kranken Körperteile an und fügt in durchdringendem Ton hinzu: „Aus meinem Mund spricht Gott."

Nicht wenige dieser Leute pflegen auch auf Entfernung zu behandeln, nachdem sie eine Fotografie, einen Gegenstand, der dem Kranken gehört, oder ein Kleidungsstück, das er trug, gesehen haben. Das alles wäre schließlich bloß lächerlich, wenn diese Ausbeuter der Menschheit nicht verkündeten, sie verständen jedes Leiden zu heilen. Und es gibt stets Menschen, die ihnen glauben, nacheifern und ihnen folgen.

In Frankreich – noch immer eine Hochburg des Aberglaubens – erschien kürzlich ein alphabetisches Verzeichnis in Buchform, in dem wunderbare Heilungen und die Namen (samt Anschriften) von Individuen beiderlei Geschlechts angepriesen werden, die „die Macht haben, einhundertfünfundfünfzig Krankheiten, zusätzlich die speziellen Fälle", zu heilen. Es handelt sich dabei um eine Art Wörterbuch, in dem die Krankheiten alphabetisch aufgeführt sind; diese reichen von Angina pectoris und Krebs bis zu Sepsis, Sterilität, Tbc! In diesem Fall erscheint unverständlich, daß der Ärztestand ein solches beschämendes und gefährliches Machwerk und diese unlauteren Geschäftsmethoden nicht sofort zum Verschwinden zu bringen vermochte.

Vom Okkultismus zur Parapsychologie

Auf einem anderen Blatt wiederum steht die Tätigkeit jener (es sind in der Mehrzahl Frauen), die sich heutzutage als Handleserin, Wahrsagerin, Seherin, Prophetin usw. dem Publikum anpreisen. In bestimmten Fällen sind sie durchaus in der Lage, besorgten Menschen, die ihre Probleme nicht allein lösen können, behilflich zu sein. Sie haben eine sehr weite und unterschiedliche Kundschaft. Neben Menschen bescheidener Herkunft und unbedeutender Stellung empfangen sie auch Politiker und Geschäftsleute, Künstler, Rechtsanwälte und Ärzte, ganz abgesehen von den vielen Damen der besseren Gesellschaft, die sich ihnen anvertrauen und die – so überraschend sich dies auch anhören mag – nur nach Rücksprache mit ihrer Hellseherin wichtige Beschlüsse fassen.

Solche Medien profitieren in unserer Zeit selbstverständlich einerseits von den umwälzenden Erkenntnissen der modernen Parapsychologie und andererseits von dem ständig wachsenden Interesse namhafter Wissenschaftler sowie auch der breiten Öffentlichkeit an diesem noch jungen Wissensgebiet.

*

Was ist nun Parapsychologie? Was erforscht, was leistet diese Wissenschaft? Bis in jüngster Zeit wurde sie auf die Erforschung „okkult“ genannter Erscheinungen (Professor Hans Driesch) oder der sogenannten übersinnlichen, außerhalb des normalen Wachbewußtseins liegenden Bereiche des Seelenlebens festgelegt. Heute wird betont, daß es sich dabei um natürliche Phänomene handelt, die jedoch „außerhalb der uns bekannten Gesetze über das Verhalten von Energien ablaufen“ (Milan Rýzl). Manche Forscher – Amerikaner, Deutsche und Russen – sprechen in diesem Zusammenhang von Psi-Energie.

Gegenstand der Forschung sind vor allem die Phänomene der außersinnlichen Wahrnehmung (ASW), Wahrnehmungen der Außenwelt also, die nicht auf dem Wege unserer fünf Sinne gewonnen werden. Phänomene der außersinnlichen Wahrnehmung sind Telepathie, also Gedankenübertragung, Gedankenlesen und Hellsehen, wobei manche Forscher noch zwischen Hellsehen in die Zukunft, also Zukunftsschau, Prophetie, Vorauswissen (Präkognition) und Hellsehen in die Vergangenheit, Rückschau (Retrokognition) unterscheiden.

Neben solchen „intellektuellen" werden auch „physikalische" Phänomene erforscht, insbesondere die Psychokinese (PK), d. h. die psychische Beeinflussung der Materie und materieller Vorgänge.

Zum Nachweis der Phänomene und deren Echtheit wurden, zuerst von Professor Charles Richet, dann von Dr. S. G. Soal und (bis zur Perfektion) von Professor J. B. Rhine, in die Hunderttausende gehende Reihenversuche mit Tausenden von Versuchspersonen durchgeführt, die berühmten ASW-Kartentests und die PK-Würfeltests. Bei den Kartentests hatten die Versuchspersonen die Spielkarten zu erraten, bei den Würfeltests den Fall eines maschinell ausgeworfenen Würfels zu beeinflussen. Die Ergebnisse waren verblüffend: was seinerzeit nur bei Séancen an begabten Medien feststellbar gewesen war, konnte im kontrollierten Experiment nachgewiesen werden. Aufgrund dieser quantitativ-statistischen Methoden gilt heute als wissenschaftlich erwiesen, daß der Mensch zur außersinnlichen Wahrnehmung und zur Psychokinese befähigt ist und daß es ASW und PK, also Hellsehen, Telepathie und Fernbewegung, tatsächlich gibt.

Nach Ansicht der Parapsychologen hat sogar jeder Mensch solche parapsychische Gaben. Professor Willem H. C. Tenhaeff von der Universität Utrecht meinte dazu: „Jedermann hat die paragnostische Begabung. Millionen Menschen haben schon einmal eine telepathische Erfahrung gehabt, Millionen Menschen haben irgendeinmal einen proskopischen Traum (einen Wahrtraum)." Und Jean-Baptiste Delacour schrieb zu diesem Thema: „Das gewisse Etwas, das zu Hellsehen und Gedankenlesen befähigt, liegt in uns. Jeder hat es. Aber es liegt brach und verschüttet in unserer Seele, wird es nicht geweckt, aktiviert, trainiert. Das jedoch muß – wie alles, was organisch wachsen und Früchte tragen soll – systematisch entwickelt werden.“ [1]

Da die Phänomene der außersinnlichen Wahrnehmung – Telepathie und Hellsehen – offensichtlich vom Unterbewußten hervorgebracht werden, lag es nahe, die Weckung und Entwicklung dieser Fähigkeiten im hypnotischen Zustand zu versuchen. In hypnotischer Trance ist ja der Mensch entspannt und jenseits intellektueller Spekulation – ein Zustand, der ASW-Phänomene begünstigt.

Tatsächlich wurden schon verhältnismäßig früh Versuche unternommen, um einerseits parapsychologische und andererseits hypnotische Phänomene hervorzurufen. Die British Society for Psychical Research unternahm bereits in den achtziger Jahren des vorigen Jahrhunderts einige erfolgreiche Versuche auf diesem Gebiet. Der französische Psychologe Pierre Janet und sein Landsmann Charles Richet, Physiologe, Nobelpreisträger für Medizin und gleichzeitig ein Vorkämpfer der modernen Parapsychologie, sind durch ihre Experimente auf diesem Gebiet in die Geschichte eingegangen.

Der führende Forscher auf diesem Gebiet – der Parapsychologie in Verbindung mit der Hypnose – ist heutzutage zweifellos der schon erwähnte Dr. Milan Rýzl, ein tschechischer Naturwissenschaftler und Parapsychologe, der seit seiner abenteuerlichen Flucht aus dem Osten als freier Forscher und Schriftsteller in den USA lebt. Seine in parapsychologischen Fachzeitschriften und mehreren Büchern publizierten Experimente sind – bei strengster Wissenschaftlichkeit dieses Forschers – wahrhaft sensationell. Bereits berühmt geworden sind seine aufsehenerregenden Experimente mit Pavel Stepanek, einem ausgezeichneten tschechischen Medium, dessen ASW-Begabung Rýzl in Tausenden von Kartentests erprobte und in weiteren Experimenten erfolgreich zu trainieren verstand.

---

[1] Aus *Die Kunst des Hellsehens und Gedankenlesens,* Ariston Verlag, Genf 1974.

Dieser Forscher hat sogar bereits Methoden zur Aktivierung der parapsychischen Fähigkeiten sowie eines regelrechten ASW-Trainings entwickelt.[1]

*

Aber – Achtung: So weit sind wir noch nicht! Wer von uns hat schon seine parapsychischen Gaben aktiviert und entwickelt? Immerhin gibt es heute Literatur für jene, die den Versuch nicht scheuen. Und noch einmal – Achtung: Allzu viele, die sich großartig im Besitz solcher parapsychischer Fähigkeiten rühmten, wurden von namhaften Parapsychologen getestet und als Schwindler oder Opfer ihrer Einbildung entlarvt. So erginge es zweifellos auch den meisten der – vor unserem Abstecher in die Parapsychologie bereits zitierten – Wahrsagerinnen, Seherinnen, Handleserinnen usw. Nicht viele dieser munteren Zeitgenossinnen, die aus der Wahrsagerei oder dem Kartenlegen ein Geschäft zu machen verstehen, verfügen tatsächlich über hochentwickelte parapsychische Gaben, so daß sie die Bezeichnung als Medium verdienten. Meistens ist nur viel Erfahrung und Menschenkenntnis im Spiel, seltener auch eine Prise Telepathie oder gar echtes Hellsehen. Solange solche „unechte" Medien sich darauf beschränken, mit Hilfe von Kristallkugeln, Kartenlegen oder Kaffeesatz die „Zukunft vorherzusagen" und ganz allgemeine Wahrheiten zu verkünden, die dem Ohr angenehm sind – gemeinhin vermeiden sie, ungünstige Nachrichten zu vermitteln – ist ihr Treiben unschädlich. Es wird dies freilich schon gefährlicher, wenn sie sich mit Berufung auf ihre angenommenen Talente zu Vorhersagen im Hinblick auf die Gesundheit hinreißen lassen und Behandlungen vorschlagen, ohne von den Ursachen der Krankheitssymptome auch nur die geringste Ahnung zu haben.

---

[1] Die Standardwerke dieses Parapsychologen wurden sämtliche vom Ariston Verlag veröffentlicht: *Parapsychologie,* Genf 1971; *Hellsehen und andere parapsychische Phänomene in Hypnose,* Genf 1972; *Telepathie und Hellsehen,* Genf 1973; *ASW-Training — Methoden zur Aktivierung und Entwicklung des 6. Sinnes,* Genf 1974; *Nutzen Sie Ihre phänomenale Geisteskraft,* Genf 1985.

Astrologie — von der Himmelskarte der Geburt zum Horoskop

Dasselbe gilt auch für Astrologen, die die Grenze ihres Fachgebietes überschreiten und im Rahmen ihrer Horoskope Prognosen über die Gesundheit ihrer Kunden machen. Sie sagen: Damit es eine Krankheit gibt, muß es eine erkennbare Spannung, einen brennenden Konflikt geben – was eine Allerweltswahrheit ist und auf alle Krankheiten angewendet werden kann. Wenn sie jedoch daraus folgern, daß sie in der Konstellation der Gestirne eines Individuums die Krankheit, von der es befallen ist, und das entsprechende Heilmittel festlegen können, befinden sie sich auf einem Irrweg und laufen Gefahr, einen Kranken in eine Situation zu drängen, die nicht ungefährlich sein könnte.

Die Menschen, die sich auf die Astrologie verlassen, können von vornherein leicht beeinflußt werden. Die Astrologen machen sich schuldig, wenn sie auf einem Blatt, das sie ihrem Kunden überreichen, unter der Überschrift „Gesundheit“ die kritischen Tage angeben, die sie in der – näheren oder entfernteren – Zukunft durchlaufen und während der sie anfälliger oder empfindlicher sein werden. Sie machen sich ebenfalls schuldig, wenn sie Ratsuchenden schriftlich mitteilen, sie müßten diesen oder jenen Körperteil besonders beobachten, zum Beispiel den Kopf. Derartige Fixierungen reichen aus, um bei labilen Menschen aufgrund ungewollter Autosuggestion Beschwerden auszulösen, die von einfacher Migräne bis zu schwersten Kopfschmerzen reichen mögen und die durch die Einnahme von Schmerztabletten kaum noch beseitigt werden können.

Was soll man noch zu den üblen Spalten in den Zeitungen sagen, in denen unter den entsprechenden Sternzeichen das Horoskop des Tages oder der Woche angeführt ist? Die Zeitschriften – deren Auflage in die Höhe schnellt, sobald sie derartigen Humbug veröffentlichen – verfehlen es niemals, das Organ und die Krankheiten anzuführen, die auf die Leser lauern. Solche Orakel entbehren jeglicher Grundlage, und allein schon die Tatsache, daß sie in jeder Zeitschrift anders ausfallen, beweist schlagend ihre Nutzlosigkeit. Was jedoch nicht daran hindert, daß solche „Gesundheitshoroskope“ gelesen und beachtet werden. Valery schrieb: „Die Dummheit muß im Leben als positiver und sicherer Faktor angesehen werden.“

*

Die Astrologie – vorwissenschaftliche Strömung oder uneheliche Tochter der Astronomie – ist eine Wissenschaft oder, wie die Skeptiker und Gegner sagen, eine störende Pseudowissenschaft, die Einwilligung oder Ablehnung, begeisterte Zustimmung oder schärfsten Spott hervorruft. Vielfältige Untersuchungen, die Tausende von Fällen in Betracht ziehen, versuchen die konstant bleibenden Voraussetzungen zu definieren, die allen jenen Menschen gemeinsam sind, welche unter bestimmten kosmischen Bedingungen auf die Welt gekommen sind. Manche Astrologen, so etwa André Barbault, vertreten die Ansicht, daß „die Himmelskarte der Geburt eine Art Klischee des Individuums ist, dessen Grundstrukturen auf universeller Ebene geprägt worden sind“. Es handelte sich daher um eine Art Sternerbschaft, die das Temperament und die Anlagen des Neugeborenen beeinflußt, seine Entwicklung mitbestimmt und den Menschen während seines ganze Lebens verfolgt.

Die Astrologie ist so alt wie die Welt. Von Urbeginn an war sie, magischem Denken entsprungen, mit der Mythologie verbunden. Die Sterne bildeten ideale Fixpunkte für die Anbetung des Menschen, der sie zu Göttern machte. Die Planeten stellten die Götter dar, an die unsere entferntesten Urahnen glaubten; die Planeten und das Sternenballett um sie herum flößten ihnen Ehrfurcht und Schrecken ein, aber auch die Hoffnung auf eine andere, phantastische Welt, die ihre Träume nährte.

Die Astrologie versucht heute – so erklären viele Verfechter dieser Grenzwissenschaft – die dunkelsten Quellen unseres Seins zu entdecken, die irrationalsten Erscheinungen des Unterbewußtseins zu untersuchen. Damit begeben sie sich auf das wissenschaftliche Tätigkeitsfeld der Psychologie und der Parapsychologie. Aber manche Astrologen gehen sogar so weit zu behaupten, daß sie „ein gegebenes Thema entziffern“, „ein vorgegebenes Muster dechiffrieren“, wie die Psychoanalytiker einen Traum interpretieren; sie würden „die Nacht des Menschen ausleuchten“.

Der Einfluß, den Astrologen auf ihre Kundschaft ausüben, kann zu einem günstigen, aber auch zu einem ungünstigen Ergebnis führen. Die Behauptung, jemand befinde sich auf einer Lebensbahn, die im Gegensatz zu seinen Grundanlagen und Neigungen verlaufe und dieser falsche Weg könne schlimme Folgen für die Gesundheit haben, birgt immense Gefahren in sich. Es geschah bereits, daß Menschen, die nicht mehr ein noch aus wußten, sich an ihr Tierkreiszeichen klammerten – sei es Jungfrau oder Stier, Steinbock oder Schütze – und sich schließlich völlig dem Schicksal überließen, das ihnen der Mann in der Weste vorzeichnete – die heutigen Astrologen haben ja schon lange den Spitzhut mit aufgestickten Sternen aufgegeben.

Hat nun die Astrologie irgendeinen wissenschaftlichen Wert? Die Antwort bleibt umstritten. Immerhin ist unbestreitbar, daß sich häufig gewisse gemeinsame Züge und ein grundsätzlich ähnliches Temperament bei Menschen, die unter dem gleichen Sternzeichen geboren sind, feststellen lassen. Unsere Vorfahren brachten sie in den „zwölf Häusern des Himmels“ unter.

Vom Magnetismus zur Radiästhesie

Immer häufiger hören wir heute auch von der Radiästhesie, die als die Fähigkeit definiert wird, mit Hilfe von Pendeln oder „Wünschelruten“ elektromagnetische – oder ihrer Energie nach unbekannte – Ausstrahlungen wahrzunehmen. Schon seit alter Zeit wurde stets wieder von Fällen berichtet, in denen es besonders begabten Personen gelungen sein soll, mit Hilfe des Rutenganges oder des Pendels Wasserquellen oder Metallvorkommen entdeckt zu haben. Heutzutage steuern auch so manche Heilpraktiker ihren

Beitrag zu diesen umstrittenen Phänomenen, die wissenschaftlich zum Forschungsfeld der Parapsychologie gehören, bei. Viele Heiler erklären sich feierlich als Praktiker der Radiästhesie. Um den Ursprung der Krankheit und das geeignete Heilmittel zu finden, bedienen sie sich des Pendels, also einer an einem Faden hängenden Kugel. Die Schwankungen der ausschlagenden Kugel werden sodann vom Handhabenden interpretiert.

Zunächst einmal erheben sich die folgenden Fragen: Fängt das Pendel tatsächlich die von außen kommenden Strahlungen auf? Oder bewegt es sich aufgrund von Impulsen, die vom Pendelnden ausgehen, von ganz geringfügigen, unbewußten Gesten des Praktikers? Bisher hat noch niemand diese Frage klären können. Die Gelehrten sind skeptisch. Jean Rostand erklärte: „Die Radiästhesie ist ein Trick von Scharlatanen oder Ausfluß menschlicher Naivität. Man braucht nicht zu erklären, was es nicht gibt.“

*

Aber ganz so einfach liegt das Problem nicht. Erinnern wir uns: Die Schulwissenschaft hat als Schwindel, Betrug oder Täuschung so manche Phänomene abgetan – etwa auf dem Gebiet der Psychologie, der Parapsychologie und des Hypnotismus –, was heute längst zum gesicherten Bestand der Wissenschaft gehört.

In neuester Zeit hat Leslie M. LeCron, der weltbekannte amerikanische Hypnotherapeut und Hypnosefachmann, Methoden zum Empfang von Informationen aus dem Unterbewußtsein durch unbewußt gesteuerte Signale – sogenannte ideomotorische Antworten – zur Beantwortung von Fragen entwickelt, die eine regelrechte Kommunikation des Menschen mit seinem Unterbewußtsein ermöglichen.[1] Auf den ersten Blick mutet dies phantastisch an, die Methoden sind jedoch wirksam und für jedermann nutzbar. Dieser Forscher empfiehlt ebenfalls die Verwendung des Pendels. Man

[1] *Fremdhypnose, Selbsthypnose — Technik und Anwendung im täglichen Leben,* Ariston Verlag, Genf.

mag daraus ersehen, daß das Pendel durchaus mit heute noch lange nicht erschöpfend erforschten Phänomenen in Zusammenhang gebracht werden kann, die wissenschaftlicher Untersuchung wert sind.

Bei dem üblichen Pendeln, wie es von den meisten Naturheilpraktikern geübt wird, bleibt freilich manches, um nicht zu sagen die Hauptsache, fragwürdig. Jedenfalls aber vertreten sie die Ansicht, das Pendel oszilliere tatsächlich entsprechend den Schwingungen ausgestrahlter Wellen, was es ihnen erlaube, die Krankheit eines oder mehrerer Organe festzustellen. Demzufolge wäre unser Körper eine Art präziser Radarsender. Es ist schwierig anzuerkennen, daß unser Organismus über eine solche Macht der Strahlung, zumal noch eine derart differenzierte, verfügt. Nicht weniger schwierig ist es, den Rutengängern zu folgen, von denen einige, um den Wert ihres Systems zu beweisen, versuchen, ihm eine wissenschaftliche Grundlage zu geben. Alle diese Erklärungen bleiben zumindest fragwürdig. Doch die Schwächlichkeit solcher Theorien schließt nicht die Realität erstaunlicher Phänomene aus.

Es gibt auch Ärzte, die die Radiästhesie ausüben. Um ihre Diagnose festzustellen und um die Dosierung der Heilmittel, die sie verordnen, richtig zu wählen, bedienen sie sich des Pendels, das sie über die Probetuben halten. Diese Probetuben enthalten Medikamente und dem Laien zumeist unbekannte Pflanzenextrakte. „Ich kann das Phänomen nicht erklären“, sagte mir einer von ihnen. „Es genügt mir, es festzustellen und dementsprechend zu handeln.“

Siderisches Pendel und Wünschelrute sind, wie gesagt, uralt. Erzählt nicht schon die Bibel, daß sich Moses einer Wünschelrute bediente, um beim Auszug der Kinder Israels Wasser aus dem Felsen sprudeln zu lassen? Und Chaumery und de Belizal führen in ihrem *Essay über die Radiästhesie* an, daß „man in den Gräbern der Pharaonen Gegenstände, die von einem Faden hingen, festgestellt hat, bei denen es sich allem Anschein nach um Pendel handelte“.

Der Abt de Vallemont sprach schon in seinem 1693 erschienenen Werk mit dem (hier übersetzten) Titel *Die okkulte Physik oder eine Abhandlung über die Wünschelrute* von „Korpuskeln, welche die Wünschelrute bewegen und die es erlauben, zwischen wasserhaltigen Materien, Diebsgut und Mörderbeute zu unterscheiden“. Die Wünschelrute wurde in der Tat im Laufe der Jahrhunderte häufig dazu verwendet, außer Wasser und den von den Alchimisten gepriesenen Stoffen auch Mörder und Diebe mit ihrem unrecht erworbenen Gut zu entdecken. Die Quellen suchenden Rutengänger und die pendelnden Heilpraktiker von heute sind bescheidener, was sie jedoch nicht daran hindert, auch ihrerseits manchmal wirklich erstaunliche Ergebnisse zu erzielen.

Schließlich sind all diese Dinge ebenfalls dem Kapitel des Magnetismus zuzuordnen. Und die Heilpraktiker, die sich der verschiedenen Formen des Magnetismus bedienen, üben unbestreitbar auf ihre Kunden eine bestimmte Macht aus. Sie vermögen, das ist erwiesen, zahlreiche Kranke von ihren Beschwerden zu heilen. „Betrug!“ rufen da so manche Ungläubige. „Die beseitigten Krankheiten waren eingebildet!“ Das mag zutreffen. Nicht eingebildet aber waren die Schmerzen, und von diesen vermag mancher Heiler zu befreien – wie wir aus zahlreichen Beispielen wissen.

*

Wer – ohne am Wort zu kleben – den Magnetismus völlig in Abrede stellt, negiert auch das Vorhandensein eines Fluidums, das abwechselnd Lebenskraft, vitale Schwingungen, Nervenwellen, menschliche Ausstrahlung usw. genannt wird. Das steht natürlich jedermann frei. Es gibt jedoch, das ist erwiesen, Menschen, die durch Auflegen ihrer Hände auf das kranke Organ ihres Patienten eine wohltuende heilkräftige Wirkung erzielen. Ob die Heilung nun einem hypnotischen Phänomen oder dem Vorhandensein eines Fluidums zugeschrieben werden muß, ändert an der Tatsache der Wirksamkeit der therapeutischen Aktion nicht das geringste.

Die Gelehrten selbst sind sich darüber kaum einig. Professor d'Arsonval schrieb zum Beispiel schon im Jahre 1940: „Daß der Raum von uns unbekannten Kräften durchfurcht ist, daß die Lebewesen Strahlungen oder Ausströmungen von sich geben, denen gegenüber wir nicht unempfindlich sind, die jedoch bestimmte Menschen ganz besonders beeinflussen, davon bin ich schon lange überzeugt." Und wenn man noch weiter in die Geschichte zurückgreift, finden wir eine lapidare Notiz, die von Plinius dem Älteren stammt (erstes Jahrhundert n. Chr.); er schrieb in seiner *Naturalis historia:* „Bestimmte Menschen haben ein hervorragendes Talent für die Medizin, und ihre Berührung ruft Heilung hervor." Dieser Glaube muß, obwohl er alt ist, nicht unbegründet sein.

Der Magnetismus, dessen sich die mit Radiästhesie arbeitenden Heilpraktiker bedienen, wirkt auf den Organismus, als ob dieser mit Hilfe des Heilers durchdrungen und mit neuer Lebenskraft angereichert würde. „Unnötig zu wissen, ob da als Heilagens ein Magnetismus wirkt, der aus dem menschlichen Körper stammt, oder ob es sich um Vibrationen handelt, über die der Mensch nach Wunsch verfügen kann", schreibt Oswald Wirth in seinem Buch *Die Geheimnisse der königlichen Kunst,* und er fügt hinzu: „Der Magnetismus wirkt bisweilen als wahre Energieübertragung."

Der Chiropraktiker heilsamer Einrenkungsknacks

Sind wir nicht alle in unserem Leben schon einmal einem Heilpraktiker, der sich als Physiotherapeut betätigt, begegnet? In ländlichen Gegenden wimmelt es von ihnen. Sie behandeln sowohl Menschen als auch Tiere, wobei sie zeitweise Wunder wirken, indem sie eine verstauchte Pfote oder eine verrenkte Schulter wieder einrenken. Dies führt natürlich dazu, daß man ihnen Wunder nachsagt und daß ihre Kundschaft ständig zunimmt.

Die Methoden der Heilpraktiker haben sich im Laufe der Zeiten kaum geändert. Vierhundert Jahre vor Christus hatte Hippokrates festgestellt, daß eine Verrenkung der Wirbel zu verschiedenen Beschwerden führen könne, die durch bestimmte Manipulationen gemildert oder sogar beseitigt werden können.

Reliefs, die sich in Athen erhalten haben, zeigen deutlich, wie die Praktiker jener Zeit verfuhren. Die Methoden gleichen beachtlich denen, die auch heute noch angewendet werden. Jean Palaiseul[1] beschrieb sie: „Man bediente sich zeitweise brutaler Methoden: Der Kranke wurde an den Füßen aufgehängt und an einem Seil in der Luft von rechts nach links geschaukelt, oder man legte ihn bäuchlings auf den Boden, wobei man ihn an Händen und Füßen zog. Dabei ging ein Helfer barfuß auf dem Rücken des Kranken auf und ab, um die Wirbel in die richtige Stellung zu bringen." Diese Methode ist jener der Japaner verwandt, deren Fingerspitzengefühl sehr entwickelt ist und die noch heute den Rücken massieren, wobei sie sich auch der Füße bedienen.

Siebenhundert Jahre nach Hippokrates weist Galenos der Wirbelsäule einen wichtigen Platz bei der Heilung bestimmter Beschwerden zu. Er empfahl seinen Schülern, die Anatomie des Nervensystems gründlich zu lernen und „die Wirbelsäule anzugreifen, um die Krankheit zu behandeln".

In Asien schließlich werden derartige Methoden schon seit Urzeiten hoch geschätzt. Die heiligen Bücher der Hindus verweisen auf die Bedeutung der Massagen, „die mit einem Gegenstand aus Ebenholz durchgeführt werden und die es erlauben, die Wirbelsäule und damit gleichzeitig die Gesundheit des gesamten Körpers wiederherzustellen".

In Europa wurde diese Kunst allmählich aufgegeben. In alten Medizinbüchern wird sie nur selten erwähnt. Einem amerikanischen Arzt, Dr. Andrew Taylor Still (1830–1917), kommt das Verdienst zu, sie wieder zu Ehren gebracht zu haben. In seiner Jugend hatte er an heftigen Kopfschmerzen gelitten. Eines Tages streckte er sich auf dem Boden aus und legte seinen Kopf auf den Griff eines Seils, das zwischen zwei Bäumen gespannt worden war: seine Migräne verschwand fast sofort. Da er an der Fakultät für Medizin und Chirurgie von Kansas City studiert hatte, versuchte er, den

---

[1] *Gesund sein!*, erschienen im Albert Müller Verlag, Rüschlikon.

Grund seiner Beschwerden wie auch den Grund seiner Heilung herauszufinden. Da es zu jener Zeit noch nicht möglich war, Röntgenaufnahmen zu machen, untersuchte und tastete er die Wirbelsäulen zahlreicher Patienten ab und stellte fest, daß zwischen den strukturbedingten Anomalien der Wirbelsäule und bestimmten Störungen des Nervensystems oder der Eingeweide ein gewisser Zusammenhang besteht und daß Fehler an der Wirbelsäule zu schmerzhaften Muskelverkrampfungen führen. Durch einfache Einrenkungshandgriffe und Massagen gelang es ihm, verschobene Wirbel wieder an ihren Platz zu bringen und das gestörte Gleichgewicht der Wirbelsäule wieder herzustellen, das schon durch eine nur geringfügige Verschiebung der Wirbel oder einen minimalen Bandscheibenschaden verursacht und ungemein schmerzhaft sein kann.

Stills Verfahren, das sich noch die Osteologen und Chiropraktiker von heute zum Vorbild nehmen, erlaubte es ihm und später seinen Schülern, Fälle zu heilen, die bis dahin als „unheilbar" gegolten hatten. Seine Entdeckung trug ihm die Feindseligkeit des Ärztestandes ein, der ihn als Scharlatan behandelte und vorgab, die sogenannten Heilungen seien ein Werk der Suggestion. Immer wieder begegnet man demselben Mangel an Verständnis, demselben Widerstand, derselben Animosität im Hinblick auf eine neue wissenschaftliche Methode, die vermeintlich die Ruhe des hochheiligen Standes zu stören droht.

*

Die Heilpraktiker sind geschickt und haben Erfahrung. Sie ziehen an allen Gliedern und Gelenken, die überanstrengt oder verletzt wurden. Gleichzeitig massieren sie und üben lokalen Druck aus, der geringfügige Blutergüsse oder eine Erneuerung der beschädigten Bindungen zur Folge hat. Die mit einer solchen Behandlung verbundene Gefahr liegt darin, daß sie ohne jede ärztliche Untersuchung und Röntgenaufnahmen durchgeführt wird. Insbesondere das Röntgenbild könnte, speziell bei älteren Personen, eine Verkalkung und infolgedessen eine überdurchschnittlich große Zerbrechlichkeit der Wirbel, manchmal sogar eine Knochenentzündung oder Tumorgewächse rechtzeitig anzeigen. Die Röntgenaufnahme ermöglicht es auch, Komplikationen infolge eines Bruches oder einer Gelenkverletzung zu vermeiden, die bei einfacher klinischer Untersuchung nicht festgestellt werden können.

Chiropraktiker und Osteologen – die zuletzt Genannten müssen im Besitz eines offiziell anerkannten Arztdiploms sein – gehen auf die gleiche Weise wie die Heilpraktiker vor, nur sind ihre Methoden wissenschaftlich fundiert. In den Vereinigten Staaten erhält man nach dreijährigem Studium ein Chiropraktiker-Diplom. Dieses Diplom wird in den meisten Ländern anerkannt, beispielsweise jedoch nicht in Frankreich, obwohl die Chiropraktik an der Fakultät für Medizin in Paris gelehrt wird. Wie schwierig ist es doch, in diesem schönen Land die Vorurteile abzubauen, derer sich der unwandelbare Ärztestand befleißigt! Auf eine parlamentarische Anfrage, die darauf abzielte, das Chiropraktiker-Diplom anzuerkennen, antwortete 1959 der Sprecher des Sozialausschusses: „Zu sagen, es sei ein Zeichen der Gesundheit, wenn die Organe des menschlichen Körpers von einem Nervensystem kontrolliert werden, das ohne Störungen seine Arbeit vollzieht, und es trete demgegenüber eine Krankheit auf, wenn die Nerven durch eine Verschiebung der Wirbel (Subluxation) behindert und gereizt werden, ist ein Schritt, den wir nicht machen wollen. Denn dies käme der Anerkennung einer Philosophie und einer hermetischen, mysteriösen Physiologie gleich, deren Geheimnis wahrscheinlich ihr Hauptanziehungspunkt ist." Ein derartiges Pathos steht ehrbaren Parlamentariern kaum an, die sich fremde Schlußfolgerungen zu ihrer Ansicht gemacht haben! Auch in Deutschland wurde die Chiropraktik zunächst als Kurpfuscherei abgelehnt. Nach neueren Forschungen zur Pathologie der Wirbelsäule, insbesondere durch C. G. Schmorl, und den Arbeiten etwa eines G. Rickers zur Neuralpathologie ist jedoch die Chiropraktik wissenschaftlich anerkannt und wird von Fachärzten mit Erfolg ausgeübt.

In den Händen erfahrener Praktiker – Osteologen und Chiropraktiker – werden manchmal aufsehenerregende Ergebnisse erzielt, insbesondere in Fällen von Schiefhals (Tortikollis) und Hexenschuß, die plötzlich die Nacken- und Lendengegend schmerzhaft und bis zur Steifheit blockieren. Ein paar gekonnte Handgriffe können mit einem Schlag die Menisken, also die Zwischenknorpel im Kniegelenk, wiederherstellen und den Patienten von seinen bösartigen Schmerzen befreien. Professor L. Zukschwerdt aus Hamburg hat bewiesen, daß zwischen jedem Wirbelkörper als elastische Puffer wirkende Bandscheiben eingelagert sind, ähnlich jenen im Kniegelenk, nur bedeutend kleiner.

Professor de Seze untersuchte Bandscheibenschäden verschiedenen Grades, die Schmerzen bis in Arme und Beine ausstrahlten und die mitunter von Ischias begleitet waren. Eine Streckbehandlung mit einem Zug von zwanzig bis dreißig Kilo oder richtig angesetzte Manipulation vermag oft schon nach kurzer Behandlung die Schmerzen zu beseitigen.

In schweren Fällen der Verlagerung oder Deformierung des Wirbels muß die Orthopädie auf den Plan treten. Bisweilen werden Operationen erforderlich, um die Ursache der Schmerzen zu beseitigen.

Das Feld ist sehr weit, in dem Osteologen und Chiropraktiker ohne Arzneimittel verschobene Wirbel wieder einrenken und die Wirbelsäule wieder in Ordnung bringen können. Dank der chiropraktischen Manipulationen können Neuralgien, Rückenschmerzen, spastische Krämpfe, asthmatische oder emphysematische Beschwerden behoben werden, ganz abgesehen von den Folgen einer „falschen Bewegung", den Folgen ungewohnter Anstrengungen oder von Haltungsschäden, die den zu stundenlangem Sitzen verurteilten Menschen leider hinreichend bekannt sind. Manchmal genügt eine einzige Sitzung, ein kurzer Knacks, und der Patient wird wiederum von seiner Wirbelsäule gestützt, die zu Recht auch „der Lebensbaum" genannt wird.

Massage — durch „Wunderhände“

Hier nun auch ein Wort über die Masseure. Es ist natürlich nicht genug, die schmerzhaften Verkrampfungen zu lösen und den Körper zu entspannen, man muß den Patienten auch erziehen, Haltungsfehler zu korrigieren, seine Wirbelsäule gerade und die Gelenke beweglich zu halten.

Heilkräftige Massage der Muskeln erfordert seitens der Heilgymnastiker eine bestimmte Begabung und wenigstens elementare Anatomiekenntnisse. In jedem Land werden unterschiedliche Methoden angewandt. Die in der ganzen Welt bekannte ist die schwedische, die auch als die klassische Methode gilt. Hingegen führt man die gekonntesten und raffiniertesten Massagen in Asien durch. In Thailand streicheln, kneten, spannen und entspannen erfahrene Masseusen – von denen, sagt man, einige sich auch nicht ganz unschuldigen Spielen hingeben sollen – die Muskeln mit einer unglaublichen Geschicklichkeit, indem sie die überreizten Nerven durch Haut und Fleisch hindurch so entspannen, daß man sich bereits nach einer einzigen Sitzung leicht, gelöst und verjüngt fühlt. In Japan wird praktisch dieselbe Methode angewendet. Man schickt jedoch die Kunden vor der Massage in ein gemeinsames Schwimmbecken, in dem die Japaner, die an hohe Temperaturen (bis zu 48 Grad Celsius) gewöhnt sind, gleichmütig ihrer Massage harren. Die Masseusen konzentrieren sich eher auf die Fuß- und Handgelenke, die unter ihren Fingern mit den kurzgeschnittenen Nägeln knacksen.

*

In seinem bewundernswerten Buch „Les mains du miracle“ – das deutsch unter dem Titel *Medizinalrat Kersten* erschien – verfolgte Joseph Kessel das bewegte Leben eines holländischen Arztes finnischen Ursprungs, Felix Kerstens, der bereits 1939 den SS-Gewaltigen Heinrich Himmler behandelt hatte. Als Holland 1940 überfallen wurde, setzte man Kersten gefangen und führte ihn in die verruchten Kreise der NS-Würdenträger ein. Dort wurden die

Ärzte, die über die Gesundheit dieser Leute zu wachen hatten, ihre Vertrauten, genauso wie zweifelhafte Existenzen, Schauspieler, Astrologen und Prostituierte beiderlei Geschlechts.

Himmler hängte sich an Kersten, der ihn freiwillig oder gezwungenermaßen betreuen mußte. Kersten war, wie man berichtet, als einziger in der Lage, die Krämpfe des Sympathikus zu lindern, an denen Himmler litt.

Joseph Kessel hatte Kersten nach dem Krieg kennengelernt. Er beschrieb „diese großen, massigen, fleischigen, warmen Hände“. Und er fuhr fort: „Unter den kurzen Fingernägeln befand sich eine entwickeltere, reichere und fleischigere Ausbauchung als gewöhnlich. Es war eine Art Antenne, die mit einer extremen Schärfe und Empfindlichkeit ausgestattet war . . . Ein ursprüngliches Talent, das durch ein langes mühsames Training verstärkt worden war, hatte (diese Finger) mit einer Hellsicht ausgestattet, die dem Menschen gemeinhin nicht gegeben ist. Und selbst dies war noch nicht alles . . . Er benötigte die unbedingte Konzentration seiner Gedanken, die im Feld des Bewußtseins und der Empfindsamkeit nur den einen einzigen Gegenstand seiner Konzentration ließ. Er durfte nichts hören, nichts sehen. Der Geruchssinn mußte ebenfalls ausgeschaltet sein. Die Tastantennen (deren Empfang infolge der zeitweiligen Ausschaltung aller anderen Sinne erhöht erschien) stellten die einzige Verbindung zur Außenwelt dar.“

So hatte Kersten nach drei Jahren Übung in Massage und Geduld, nach drei Jahren täglicher Praxis, eine außergewöhnliche Meisterschaft in seiner Kunst und zweifellos auch eine derartige Abgeschirmtheit erlangt, daß er dieses Monstrum Himmler erfolgreich behandeln und pflegen konnte. Ich nehme an, daß Kersten eine Art Erleuchteter war, für den allein die Heilungen, die er erzielte, von Bedeutung waren.

Die Geschichte wartet jedoch mit einem weiteren Kapitel auf. Dieses wird uns von Professor Trevor-Roper berichtet, der Inhaber des Lehrstuhls für moderne Geschichte an der Universität

Oxford ist, während des Krieges jedoch für den britischen Geheimdienst arbeitete.

Kersten erlangte über Himmler einen derartigen Einfluß, daß er, natürlich im Rahmen seiner Möglichkeiten, „Tausende von Menschenleben retten konnte, und zwar in wiederholten Fällen und angesichts ständiger Gefahr für sein Leben und seine Güter“ (Auszug aus dem Bericht eines Sonderausschusses, der zur Untersuchung der Tätigkeiten Kerstens eingesetzt worden war). Er handelte im Interesse und zugunsten der Güter und Kunstschätze Hollands, daß er, wie zu erwarten war, von jedem Verdacht freigesprochen wurde. 1950 ernannte ihn Prinz Bernhard von Holland zum Großoffizier des Ordens von Oranien-Nassau.

Welch ein Schicksal für den Mann mit den Wunderhänden! Unsere Masseure, die Ordensverleihungen für Wunderhände weder anstreben noch erwarten können, sind Menschen, die immerhin, zumindest die tüchtigen, auch mit einer Gabe versehen sind, welche mit der Erfahrung weiterentwickelt wird. Sie tragen bei, den durch Sitzarbeit und fehlende Körperbewegung geschädigten Körper ihrer Kunden zu revitalisieren.

*

Der Mensch ist ein Vierbeiner, der sich auf zwei Beinen fortbewegt. Unsere Wirbelsäule war ursprünglich für eine horizontale Haltung bestimmt, obwohl jedermann es für selbstverständlich hält, daß wir aufrecht gehen.

Unsere frühesten Anzestoren, die eines Tages dem inneren Drang nachgaben, sich auf den zwei Hinterbeinen aufzurichten, konnten nicht ahnen, daß ihre späteren Nachfahren einmal unter ihrer einmaligen Kulturleistung – der aufrechten Haltung – leiden und deshalb von Schmerzen geplagt sein würden, die mangels besseren Wissens häufig als „rheumatisch“ bezeichnet werden. Die Orthopäden sind in der Lage, eine wirksame Kontrolle auszuüben, die es erlaubt, die geringfügigste Verlagerung der Wirbel, die das Gleichgewicht der Wirbelsäule stört und eine Verschiebung des Beckens mit sich bringt, festzustellen. Manchmal genügen Einlagen oder nur schon verschieden hohe Absätze, damit die Beschwerden, deren Ursache soviel Kopfzerbrechen bereitete, verschwinden. „Den richtigen Schuh für seinen Fuß zu finden", nimmt in einem solchen Fall seine wahre Bedeutung an.

3. Marginale Therapien

Die Spezialisten der Verjüngung

Wie ein Gespenst verfolgt den Menschen die Angst vor dem Altwerden. Bis vor kurzem suchte sie hauptsächlich Frauen heim; aber gegenwärtig greift diese Angst auch auf Männer über, die, da sie im Rennen bleiben und jung aussehen wollen, ebenfalls versuchen, „dem Zahn der Zeit" und altersbedingten Abnutzungserscheinungen entgegenzuwirken.

Im vorigen Jahrhundert befand sich eine dreißigjährige Frau (siehe Balzacs *Die Frau von dreißig Jahren*) bereits im fortgeschrittenen Alter. Mit vierzig Jahren zog sie sich aufs Altenteil zurück, blieb zu Hause, widmete sich der Hausarbeit oder guten Werken und nahm – zumindest „die anständige Frau" – nicht länger an den Freuden des Lebens, seinen Spielen, Tänzen und Vergnügungen teil. Heute dagegen . . . nun, wir alle kennen das Bild von heute. Männer und Frauen haben sich von den Vorurteilen, was sich für ihr Alter gehört oder nicht, befreit, und dies gilt für alle Gesellschaftsklassen.

Daher ist es auch nicht erstaunlich, daß die Verjüngungstherapien stark in Mode gekommen sind. Die darauf spezialisierten Ärzte – abgesehen jetzt von den Schönheitschirurgen, die mehr oder weniger erfolgreich „Gesichter ausbessern" – vermehren sich ständig und werden zusehends wohlhabender. Unter ihnen gibt es Scharlatane; andere dagegen bedienen sich wirksamer Methoden. Man muß sich vor Augen halten: die erzielten Ergebnisse sind zum Teil aufsehenerregend, die Behandlungen vielversprechend.

Die Verführung zur Verjüngung ist eine unerschöpfliche Quelle der Bereicherung. Die Frauenzeitschriften quellen von Anzeigen über, die dieses oder jenes Produkt anpreisen, und zwar Kremen, Pomaden, Schminken, Pulver, Pillen und alle Arten von ein verjüngtes Aussehen verheißenden Apparaten. Eine im redaktionellen Teil plazierte Anzeige, die Impotenz oder Frigidität zu heilen verspricht, führt zu einem Zustrom von Tausenden von Briefen. Schönheitssalons werden an jeder Straßenecke bis in den entferntesten Dörfern eröffnet. Heiler und Naturheilpraktiker, die mit der Begeisterung jener rechnen, welche den Vorgang des Alterns um jeden Preis aufhalten oder sogar umkehren möchten, bieten ebenfalls ihre Methoden und Mittel an. Und diese sind zum Teil ausgezeichnet. Dabei sind die meisten von ihnen unschädlich, sie wirken jedoch günstig auf die Psyche des Individuums ein. Sich nicht alt zu fühlen, stellt eine grundsätzliche Bedingung dar und beinhaltet vielleicht sogar das Geheimnis des Erfolges. Zu diesem Zweck müssen Begeisterung und Geschmack am Leben aufrechterhalten werden. Das fällt nicht so leicht, wie manche denken. Man wird mit einem bestimmten Alter geboren und behält es Zeit seines Lebens bei.

Die gegenwärtigen Behandlungsmethoden zur Verjüngung sind in mehr als nur einer Hinsicht denen verwandt, die schon die Heiler des 18. Jahrhunderts anwandten. Wie man sich erinnert, hatte Mesmer auf der sogenannten elektrischen Eigenschaft des Magneten bestanden, den er später zugunsten des tierischen Magnetismus aufgab. Nun untersuchen die Gelehrten heutzutage in den Vereinigten Staaten und anderweitig die Verwendung der Elektrizität zur Aufladung, also Belebung von Körperzellen. Saint-Germain, der als unsterblich galt, hatte diesen Ruf nicht zuletzt wegen seiner Regenerationsmethoden. Auch Cagliostro verfügte über ein ganzes Arsenal von Verjüngungsprodukten: Schönheitswasser, Pulver der spanischen Fliege (ein Aphrodisiakum aus getrockneten Käfern), Liebestränke usw.

Diese Männer, die zeitweise berühmt und berüchtigt waren und danach der Vergessenheit anheimfielen, hatten derartig viele Verleumder und Neider auf ihren Fersen, daß die üble Nachrede sie zwang, Paris zu verlassen und ins Exil zu gehen. Diesen Angriffen wohnte sehr viel Ungerechtigkeit inne, aber das einmal gestiftete und vollbrachte Böse dauert noch bis heute fort. Daher werden die Ärzte, die sich Verjüngungsproblemen widmen, heute noch als Scharlatane abgetan, obwohl die überwiegende Mehrzahl durchaus ehrlich bemüht und tätig ist, wenn auch manche Methoden außerhalb der Schulmedizin liegen.

Das Elixier der Alchimisten hat wissenschaftlicher Behandlung Platz gemacht, aber das angestrebte Ziel bleibt immer noch dasselbe. „Zweifellos blieb vom Wissen der Alchimisten nur wenig übrig, was wir noch heute als brauchbar verwenden könnten. Viele ihrer Prognosen und Warnungen erwiesen sich jedoch als erstaunlich richtig." Diese Zeilen sind dem Buch von Patrick M. McGrady entnommen, das deutsch unter dem inzwischen leider vergriffenen Titel *Wieder jung werden*[1] erschien. Es ist äußerst interessant und behandelt das Thema sehr treffend.

Kann man sich denn eigentlich verjüngen? Viele Menschen stellen diese Frage. Sie ist jedoch schlecht gestellt. Die Antwort führt auf einen Gemeinplatz: Ein Mensch, dem es gut geht, erscheint und ist stets jünger als ein anderer, dessen Gesundheit angegriffen ist. Alles, was man erwarten kann, ist ein besseres, längeres Leben. Und das ist nicht wenig.

Angefangen beim Patriarchen Methusalem, der angeblich 969 Jahre lebte, blühten die Geschichten von Langlebigkeit zu jeder Zeit, in allen Teilen der Erde. Die Sage vom Phönix, der der Asche entsteigt, die Legende vom Jungbrunnen und die Fabel von Endymion sind nur die allerberühmtesten. Endymion, ein Schafhirte, wurde – so erzählt es die griechische Mythologie – von Zeus in einen ewigen Schlaf versetzt, der ihm seine Jugend und Schönheit bewahren sollte. Im Grunde genommen ist das, nur mit männlichem Helden, eine gleiche Geschichte wie jene von Dornröschen.

In den Vereinigten Staaten gibt es jetzt auch schon eine „Gesell-

---

[1] Verlag Fritz Molden, Wien.

schaft zur Verlängerung des Lebens", deren Devise „Einfrieren – abwarten – wiederbeleben!" lautet. Sie erneuert den alten Glauben, man könne Leichen bei Temperaturen bis zu –196 Grad Celsius konservieren und sie mit einem Verfahren behandeln, bei dem dem Körper das Blut entzogen und dieses in einer chemischen Mischung auf der Basis von Dimethylsulfazid und Glyzerin (!) aufbewahrt wird. Aufgrund dieses Zauberverfahrens soll es – so behaupten die Mitglieder der amerikanischen Gesellschaft ernsthaft – gelingen, die Toten jederzeit ins Leben zurückzurufen. Dem Kasten der „Kältekonservierung" entstiege dann ein frischer, kräftiger Mensch, der sich munter wieder unter die Lebenden mischen würde. Eine ganze Anzahl von Zeitgenossen hat sich bereits für diese Art des Überlebens entschieden: sie kostet lediglich den Pauschalbetrag von 5400 Dollar sowie 500 Dollar für jedes Jahr der Lagerung!

Der lebendigste der chinesischen Verjüngerer, dessen Spuren die Geschichte bewahrt hat, war ein gewisser Ko Hung. Er ist ein Sohn des Taoismus, dessen Begründer, der chinesische Philosoph Lao-tse im 6. Jahrhundert vor Christus lebte. Die taoistischen Regenerationsverfahren beschrieb Patrick McGrady wie folgt: „Die Atmung diente nicht nur dazu, Luft in die Lungen zu schöpfen und wieder abzugeben. Wer die Unsterblichkeit anstrebte, mußte sich bemühen, die Luft so einzuatmen, daß sie bis zu den entferntesten Winkeln seines Körpers drang, damit sie das Sein erreichte: die Spermaflüssigkeit. Dies brachte der Atmende zustande, indem er sich seines geistigen Auges bediente, um die Luft dorthin zu leiten, wo er sie haben wollte." Diese Methode wird von den indischen Yogis heute noch angewendet.

Und weiter lesen wir zu diesem Thema: „. . . Obwohl ein aktives Geschlechtsleben notwendig war, mußte das Tsching (Sperma) des Adepten um jeden Preis bewahrt werden. Die Lösung war ein Koitus reservatus des Mannes, der seine Partnerin zum Orgasmus brachte, ohne jedoch sich selbst zu verausgaben. Wenn man Taotsang glauben will, ist derjenige, der in der Lage ist, den Koitus mehrere Dutzend Male am Tag zu wiederholen, ohne dabei sein Sperma zu vergießen, von allen Krankheiten geheilt, und sein Leben verlängert sich. Wenn er dabei mehrmals die Partnerin wechselt, ist der Vorteil noch größer. Wechselt er sie zehnmal in der gleichen Nacht, ist dies außerordentlich wirksam.“ Der taoistische Jünger sieht sich nach schwelgerischen Übungen der Aussicht auf das ewige Leben nähergerückt! Diese köstliche Beschreibung ist einem im Jahre 1779 erschienenen Manuskript eines Jesuitenpaters namens M. Amiot entnommen.

*

Nach diesem Ausflug in die Vergangenheit möchten wir daran erinnern, daß der berühmte Vorgänger der ärztlichen Verjüngerer Professor Charles Brown-Sequard war, der seinen Schülern an der Fakultät für Medizin in Paris 1869 mitteilte: „Wenn man den Extrakt der Hoden eines kräftigen Tieres intravenös einem alternden Mann injizieren kann, erzielt man zweifellos eine beachtliche Verbesserung der geschwächten Potenz dieses Individuums.“ Wenn auch die Fachzeitschriften die phantastisch anmutenden Versuche, die Brown-Sequard (mit der Verpflanzung von Hunde- und Meerschweinchenhoden) durchführte, u. a. „als senile Abirrungen“ geißelten, hatte er doch der Endokrinologie einen neuen Weg gezeigt, für die bereits sein Vorgänger am Institut für experimentelle Medizin des Collège de France, Professor Claude Bernard, die Grundlagen gelegt hatte.

In Deutschland demonstrierte schon 1847 der Physiologe A. A. Berthold die regenerierende Wirkung durch Einheilung von Hoden an kastrierten Hähnen, und der Zoologe J. W. Harms wies 1914 bei Menschen und Tieren die verjüngende und die Sexualität steigernde Wirkung infolge vermehrter Keimdrüsentätigkeit nach.

In seinem Werk widmet McGrady der Gruppe, die er die „Erektoren“ nennt, ein ausführliches Kapitel. Die Gerontologen fürchten sich wenigstens nicht vor offener Sprache. Es handelt sich dabei im allgemeinen um Ärzte, die sich darauf spezialisieren, bei alternden Männern durch die Überpflanzung tierischer Substanzen die Erektion wieder zu ermöglichen. Da hier von der Erektion bei Männern die Rede ist, die den Geschlechtsakt nicht vollziehen können (Impotenz sollte nicht mit Sterilität verwechselt werden), sollte man daran denken, daß diese Erscheinung häufig auch einfach auf psychische Faktoren zurückzuführen ist. Bei Impotenz redet sich der Mann nach einem oder mehreren Fehlschlägen – die durch die Abwendung oder den Spott seiner Partnerin leicht dramatisiert werden – ein, er könne niemals mehr den Geschlechtsakt vollziehen. Eine Autosuggestion, die sich verhängnisvoll auswirkt. Dabei reichte ein wenig Psychotherapie oder sogar schon die Einnahme eines Scheinheilmittels (Placebo) aus, um – zumindest meistens – das Versagen auf diesem heiklen Gebiet zu beheben.

*

Die Liste der Erektoren ist lang. Unter ihnen befindet sich auch der 1951 in Lausanne verstorbene Physiologe Serge Voronoff (auch Sergej Woronow), ein Arzt russischer Herkunft, der es zum Direktor des Laboratoire de Chirurgie expérimentale am Collège de France brachte und durch seine Verjüngungsversuche Aufsehen erregte. Voronoff, intelligent, wagemutig und Zielscheibe spottender Chansonniers der zwanziger Jahre, führte Tausende von Überpflanzungen aus. Dabei pflanzte er seinen Patienten Affenhoden ein: „Diese Hodenüberpflanzungen“, schrieb er, „halten das Altern um sechs bis zehn Jahre auf. Darüber hinaus stellen sie die physischen und intellektuellen Fähigkeiten wieder her, über die ein alter Mann fünfzehn oder zwanzig Jahre früher verfügte.“

Kurz vor seinem Tod mußte es Voronoff erleben, daß seine verjüngten Patienten mit den eingepflanzten Affenhoden ernsthafte Beschwerden hatten. „Selbstverständlich schoben die Patienten dem Arzt die Schuld zu. Und Voronoff schob selbstverständlich den Patienten die Schuld zu“ (McGrady). Neidische Kollegen behaupteten, daß einige der Affen an Syphilis gelitten und einen Teil von Voronoffs Kundschaft angesteckt hätten. Diese bösartige

Angelegenheit führte zu einer Reihe von Prozessen, die jedoch im Keim erstickt wurden. Voronoff, der ein Vermögen gemacht hatte, zog sich zurück.

*

Paul Niehans sorgte einige Jahre später mit seinen Verjüngungsverfahren für einen neuerlichen Aufschwung. Er war der umstrittenste und zugleich umworbenste Verjüngungsarzt seiner Zeit. Zahlreiche Berühmtheiten – Politiker, hochgestellte Prälaten, Präsidenten, Künstler oder schlichtweg Millionäre – gaben ihr Stelldichein in seiner „Clinique de la Prairie“ (der „Klinik der Weiden“), die er fraglos wegen der Lämmer und Zicklein, die in der Umgebung weideten, so nannte.

Paul Niehans, ein Enkel Friedrichs III. von Preußen, ließ sich in der Nähe von Vevey in der Schweiz nieder. Arzt, Chirurg und Endokrinologe, der er war, wurde er durch seine berühmte Frischzelltherapie bekannt. Er hat angeblich, sagte er, mehr als fünfzigtausend Aufschwemmungen mit frischen Tierzellen vorgenommen, für die die Tiere jedesmal frisch geschlachtet wurden.

Die Verjüngungskur, für die er durchschnittlich 1500 Dollar forderte, lag nicht in der Reichweite aller Geldbörsen. Die Liste der Berühmtheiten, die Niehans behandelte, ist erstaunlich. Die erlauchteste aller ist Papst Pius XII.

Niehans wurde 1954 zu Konsultationen in den Vatikan berufen und betreute dort Seine Heiligkeit. Er selbst deutete an, er habe den Papst geheilt; eine Bestätigung fand sich hiefür nicht. Man muß allerdings zugeben, daß der Papst seine Verdienste anerkannte, indem er ihn am 5. April 1955 zum Mitglied der päpstlichen Akademie ernannte, wo er fortan den Platz von Sir Arthur Fleming, dem Erfinder des Penizillins, einnahm.

Niehans' Behandlung des Papstes, auf die alle Zeitungen hinwiesen, brachte ihm die beste Werbung und eine wachsende Kundschaft ein. Es ist nicht leicht, Namen anzugeben, weil es vielen seiner Patienten, und nicht den geringsten, daran lag, anonym zu bleiben. Sie ließen sich vertraulich behandeln, auf Diskretion bedacht, damit niemand erfahre, daß man ihnen Tierzellen injizierte, um ihre etwas verwelkte zu neuer, „frischer" Jugend aufzuschwemmen. Es gibt jedoch Grund genug anzunehmen, daß Niehans u. a. Konrad Adenauer, Thomas Mann, Sacha Guitry, König Ibn Saud, Somerset Maugham, Aga Khan, Lilian Gish, Gloria Swanson – um nur einige zu nennen – zu seinen Patienten zählte. Tatsächlich eine stattliche Liste!

Die einen sahen ihn als ein Genie an, die anderen kritisierten lebhaft seine Methoden. Die Ärzte, die von dem Spektakel um eine ärztliche Behandlung wenig erbaut waren, erkannten seine Methoden und Verfahren nicht an.

Niehans, der sich 1965 zurückzog und 1971 im Alter von 94 Jahren starb, verdient es, aus der Masse der Verjüngungsspezialisten herausgehoben zu werden. Tausende von Ärzten in aller Welt wenden seine oder ähnliche Methoden an.

*

Man hat jedoch festgestellt, daß die Zelltherapie manchmal organische Belastungen oder Störungen hervorruft. Dieser Nachteil entfällt, seitdem man den Patienten Plazentagewebeextrakte, die im Labor hergestellt und kontrolliert werden, einverleibt.

Der Erfinder dieser Tissulartherapie ist der 1956 verstorbene Professor Wladimir Petrowitsch Filatow, Biologe, Augenarzt und Mitglied der Akademie für Naturwissenschaften. Filatow, dem wir erstaunliche Entdeckungen verdanken, stellte fest, daß tierische oder menschliche Gewebsteile, die vom Organismus abgetrennt werden, noch eine gewisse Zeit weiterleben, wenn sie in besonderer Weise behandelt werden, und daß solchen aufbereiteten organischen Geweben erstaunliche heilfördernde und verjüngende Eigenschaften innewohnen. Desgleichen stellte Filatow fest, daß biogene Stimulatoren sich auch in den lebenden Teilen von Pflanzen akkumulieren, wenn diese nicht gekühlt, sondern im Dunkeln – geschützt vor den zur Bildung des Chlorophylls beitragenden Sonnenstrahlen – aufbewahrt werden.

Filatows Theorie kann etwa wie folgt zusammengefaßt werden: Jedes lebende, von Mensch, Tier oder Pflanzen stammende Gewebe, das von seiner natürlichen Umgebung abgetrennt und der Wirkung bestimmter Faktoren ausgesetzt wird (Kühlung, Zerkleinerung und Sterilisierung), erfährt eine biochemische Transformation, im Zuge derer sich spezielle Substanzen bilden, nämlich „biogene Stimulatoren, die die vitalen Funktionen des Organismus beleben, dem sie entweder durch Einpflanzung, Übertragung, Einnahme oder Einspritzung einverleibt werden“ (Filatow).

Die vom Erfinder der Gewebetherapie angenommenen Biostimulatoren sind wissenschaftlich nie nachgewiesen worden, was Filatow selbst zugab. Daher bleibt in einem bestimmten Sinn immer noch ihr Geheimnis gewahrt. Aber sie steigern – wie die Erfahrung beweist und der russische Gelehrte schrieb – „täglich die Resistenz des Organismus gegen lebensfeindliche Faktoren und aktivieren dessen regenerierende, verjüngende und heilungsfördernde Eigenschaften“.

In zahlreichen Fällen haben konzentrierte Plazentaextrakte wahre Wunder gewirkt. Sie werden heute von Ärzten häufig verordnet, allerdings auch von mehr oder weniger verantwortungsvollen Therapeuten, weshalb man vor Produkten auf der Hut sein muß, die nicht die nötigen Garantien bieten.

Professor Hauduroy und Dr. Paul Martin aus Lausanne waren es insbesondere, die, von Filatows Verfahren inspiriert, es modifizierten und ein erstklassiges Gewebeserum entwickelten.

Abgesehen vom feststehenden Verjüngungseffekt haben Filatows Behandlungsmethoden bei einer ganzen Reihe von Störungen, denen gegenüber sich konventionelle Therapien als machtlos erwiesen, zu unerwarteten Ergebnissen geführt. So haben sie sich bei Wachstumsstörungen an Kindern, zur Wundverheilung, bei rheumatischen Beschwerden, verzögerter Bruchheilung sowie auch Kreislaufbeschwerden als sehr wirksam erwiesen.

Die durch Plazentaextrakte hervorgerufene Stimulierung vermag das für die Gesundheit wichtige Bindegewebe in seiner spezifischen

Reaktionsfähigkeit und in seinen Abwehrkräften zu beleben und zu steigern und dadurch dem Organismus eine neue Vitalität einzuflößen. Dies erkannte auch Professor A. A. Bogomoletz, der russische Pathologe und Physiologe, der das berühmte Bogomoletz-Serum herstellte. Seine Therapie, für die keine Gegenindikation bekannt ist, ist krankheitsverhütend und heilend und erlaubt es dem Menschen, unter günstigeren Bedingungen zu altern und vielleicht auch sein Leben zu verlängern.

*

Die Angst, alt zu werden, sucht nicht nur die Männer heim. Insbesondere die Frauen sind es – muß man schon sagen –, die ihrer verblühenden Jugend nachtrauern. Zu gefallen bleibt ja ihr Trumpf, ihre Aufgabe, selbst wenn sie es heute dem Mann auf zahlreichen Gebieten gleichtun. Die meisten Frauen wollen einfach schön bleiben, und dafür sind sie zu vielen Opfern bereit.

Kein Wunder darum, daß täglich neue Schönheitssalons eröffnet werden, in denen man sich bemüht, Gesichter zu regenerieren, sie sanfter, jünger, kurz: schöner zu machen. Die Spezialisten dieser weiblichen Kavalierskunst bedienen sich vielfältiger Verfahren; sie reichen von der einfachen Massage bis zur elektrischen Epilation, von der Bekämpfung des Kupferausschlags bis zum „Peeling", bei dem die Oberfläche der Haut chemisch abgeschält wird, um sie atmen zu lassen und das Eindringen von tierischen oder pflanzlichen Substanzen zu ermöglichen. Es gibt zahllose Produkte in all den Fläschchen, Näpfchen und Tuben, zahllose Reihen von Pudern, Kremen, Schminken, Lotionen, Ölen und Masken auf der Grundlage von Plazenta, Hormonen, Gelee royale, Embryoextrakten, Vitaminen – und was weiß ich sonst noch alles.

Es ginge über den Rahmen des vorliegenden Buches hinaus, dieses Kapitel ausführlicher zu behandeln, obwohl eine Prise Magie, die der Schönheitskur beigefügt wird, verwelkte Gesichter oft mehr verschönert als die Kur. Dank sei den Kosmetikerinnen jedenfalls ausgesprochen: sie ermöglichen den Frauen – und Männern –, im

Leben eine etwas bessere Figur zu machen, als die Natur es bestimmte.

Hygiene — ja, Exzesse — nein!

Der Naturismus (von dem der Nudismus nur einer seiner Aspekte darstellt) ist eine Form von Hygiene und Sport, die, wie schon ihr Name andeutet, der Natur so nahe wie möglich kommen will. Es handelt sich dabei um einen Versuch einer Rückkehr zum Ursprung, einen Versuch, den Organismus von den Giften unseres Alltags zu befreien. Er entspringt dem Schutzbedürfnis gegen Wasser- und Luftverschmutzung, gegen Strahlungen, Lärm, die Erregungen unserer Konsumgesellschaft, gegen aufgrund chemischer Behandlung verfälschte Lebensmittel usw. Die Disharmonie zwischen dem Menschen und seiner Umwelt verursacht eine Art Gemütsvergiftung, die auf die Dauer zu ernsten Krankheiten führen kann, deren Ursachen manchmal schwer festzustellen sind.

Ein Lieblingsrezept der Naturisten ist das Fasten. Dr. Berthold aus Lausanne war ein überzeugter Befürworter desselben. Sein Beispiel machte Schule. Zahlreiche Hygieniker, diplomierte und nicht diplomierte, Anhänger der Naturmedizin – die zumindest den Vorteil bietet, ungefährlich zu sein –, empfehlen ebenfalls das Fasten.

„Fasten ist gesund“, verkündete schon Mohammed. Und noch heute vermeiden es, getreu seiner Lehre, die Muselmanen, während des neunten Monats des Mondjahres tagsüber Nahrung zu sich zu nehmen. Diese Sitte ist in Afrika und Asien weit verbreitet. Auch im Westen wird Vollfasten immer mehr empfohlen. Doktor Pauchet sagte: „Indem man den Verdauungsorganen eine Ruhepause gewährt, stärkt und bewahrt man seine Gesundheit. Es ist ein wunderbares Heilverfahren und ein ausgezeichnetes Mittel zur Verjüngung.“ Als Beispiel führte er die Tiere an, die nur dann fressen, wenn sie hungrig sind.

„Abführen, bluten, fasten.“ Diese Regel, die an die der Ärzte

Molières erinnert, kommt von neuem in Mode. Sie war kürzlich auf der Tagesordnung eines Kongresses, und in diesem Punkt stimmten Ärzte und Heilpraktiker, wenigstens einmal, überein.

So manche sektenhafte Bewegungen haben das Fasten zu ihrer Heilsregel gemacht und sich dem Fasten doktrinär verschrieben. Als Protest gegen die Materialisten unserer Konsumgesellschaft, die „ihre Instinkte zu bloßem Genußleben und erzwungenem Egoismus entwickeln“, verstehen sie sich als „ätherische Geistwesen“ oder dergleichen. Das Fasten – das sich, mit Bedacht betrieben, ausgezeichnet auswirkt – betrachten sie als Ausgangspunkt für ein neues, reineres und sittlicheres Leben.

Viele Initiatoren derartiger Strömungen berufen sich auf Buddha, der ja gesagt haben soll: „Der Sterbliche nährt seinen Körper, der Weise aber nährt seine Seele.“ Und sie verlangen von ihren Anhängern, die selbstverständlich Vegetarier sind, daß sie allmählich die Nahrungsmenge, die sie zu sich nehmen, herabsetzen (auf die Gefahr hin, schwach zu werden), daß sie praktisch sexuelle Abstinenz erreichen und daß sie, im chronischen Hungerzustand, für den Weltfrieden und das Glück der Menschen tätig werden. Welch edle Absichten! Zu allen Zeiten und in allen Teilen der Welt gibt es und gab es sanfte Schwärmer.

Ohne hier unnötigen Auswüchsen das Wort zu reden, darf jedoch festgestellt werden, daß der Mensch sich wohler fühlt, wenn er weniger ißt und sich wieder auf seine natürlichen und in der Menge dosierten Nahrungsmittel besinnt, wenn er nicht übermäßig Alkohol trinkt und sich bei jeder Gelegenheit in der Luft und der Sonne aufhält. Desgleichen wäre es wünschenswert, daß er sich sportlich betätigt.

Künstliche Gesundheit und Arzneimittelsucht

„Es gibt zwei Arten von Gesundheit“, sagte Dr. Alexis Carrel, Nobelpreisträger von 1912, „die natürliche und die künstliche. Wir erstreben die natürliche Gesundheit, die sich aus der Resistenz der Gewebe gegen Infektionskrankheiten ergibt, und nicht die künstliche Gesundheit, die sich auf Impfungen, Seren und den kostspieligen Schutz durch Ärzte und Krankenhäuser stützt." Würde er heute nicht genau dasselbe sagen müssen?

Man kann sich die Arzneimittelmenge kaum vorstellen, die die Kranken oder die Menschen einnehmen, die sich für krank halten. Georges Pierquin nimmt an, daß allein in Frankreich täglich offiziell vierhundert Tonnen verkauft werden. Auf der Welt gibt es rund dreihundertfünfzigtausend pharmazeutische Spezialitäten, die den Kunden zur Verfügung stehen, und man nimmt an, daß die Labors der Pharmakoindustrie jedes Jahr durchschnittlich zehntausend neue Erzeugnisse auf den Markt werfen. Diese Medikamente, die mit großer Werbung auf den Markt kommen, entsprechen nicht einem medizinischen Bedürfnis (in vielen Ländern gibt es allein über hundert Medikamente auf der Grundlage von Aspirin), sondern vielmehr einem irrationalen Bedürfnis, das das Publikum dazu antreibt, ständig mehr Medikamente zu schlucken, ohne von deren chemischer Zusammensetzung auch nur die geringste Ahnung zu haben.

Warum derartige Verirrungen? fragte sich Frau James-Safar in ihrem Doktorat, in dem sie die Bedeutung des Arztrezeptes, die Verordnung und Anwendung desselben sowie seinen symbolischen Wert für den Kranken unter dem Gesichtspunkt der Gesamtsituation und Verantwortlichkeit des Menschen untersuchte. „Muß man darin", fragt sie sich, „einen Reflex der Gesamtpsyche des Individuums sehen, das sich auf der Suche nach dem messianischen Stein der Weisen befindet, und zwar mit dem darin enthaltenen Anteil von Traum, Hoffnung und Vernunftwidrigkeit?" Und ohne selbst eine befriedigende Antwort geben zu können, zählt sie die Motive auf, die ihrer Ansicht nach dahinterstecken: Angst, Gewohnheit, Vorurteil, Information; diese seien bei der Auswahl und der Anwendung eines Medikaments maßgebend im Spiel.

*

Zahlreiche Menschen, die bei jeder Gelegenheit Pillen und Pulver einnehmen, werden schließlich drogensüchtig. Sie sind in der Vorstellung befangen, sie könnten ohne Medikamente nicht mehr auskommen, und nehmen abwechselnd Aufputschmittel und Beruhigungsmittel ein, die ihr Gleichgewicht stören und ihre Nerven erschöpfen. Wir leben im Zeitalter der Arzneimittelsucht.

Das bringt natürlich Nachteile mit sich. Die Labors müssen zwar, wenn sie ein neues Präparat lancieren wollen, erst einmal eine Genehmigung erhalten. Diese Genehmigung wird nicht ohne strenge Prüfung erteilt. Trotz aller getroffenen Vorsichtsmaßnahmen kann jedoch niemand die unbeabsichtigten Nebenwirkungen neuer Erzeugnisse voraussagen, selbst wenn auch nach längerer klinischer Erprobung abträgliche Nebenwirkungen nicht auftraten.

Im übrigen reagiert jedes Individuum unterschiedlich. Auch Alter, Geschlecht und der Zustand des Kranken spielen eine Rolle. Ein scheinbar so harmloses Medikament wie Aspirin kann, wenn es zu häufig eingenommen wird, Magenblutungen hervorrufen. Davon verkauft man nun in Mitteleuropa jährlich etwa vierzig Tabletten je Einwohner. Jedermann sollte wissen, daß die Einnahme eines jeden Arzneimittels mit Gefahren verbunden ist.

Zurück zur Natur — der Heilpflanzen

Infolge der weitverbreiteten Exzesse zeichnet sich deutlich eine rückläufige Tendenz ab. Naturisten und Heilpraktiker (häufig in einer Person) verdanken einen Teil ihrer Erfolge der Tatsache, daß sie mit alten „Ammenrezepten" behandeln – und heilen –, die ungerechterweise lächerlich gemacht wurden. Man kehrt zur einfachen Medizin zurück, bei der man vorrangig Pflanzen und deren Essenzen anwendet. Es handelt sich keineswegs darum, das mit Antibiotika, Sulfonamiden, Kortison usw. bestückte therapeutische Arsenal aufzugeben; solche Medikamente muß der Arzt (aber ausschließlich er) im Bedarfsfall verschreiben. Man stellte jedoch fest, daß Medikamente auf Pflanzengrundlage neben den chemischen Arzneimitteln ihren Wert voll behalten haben.

Achtundzwanzig Jahrhunderte vor Christus verwies ein chinesischer Kaiser, dem man das älteste aller medizinischen Bücher zuschreibt, bereits auf die heilkräftigen Eigenschaften des Opiums, des Granatapfels, des Rhabarbers, natürliche Heilmittel, die auch heute noch verwendet werden. Plinius versichert, daß der Zentaur Chiron, Chronos' Sohn, „der erste Kräuterhändler und Apotheker war, der aufgrund seiner Kenntnisse der Heilpflanzen ein großes Ansehen genoß". Hippokrates veröffentlichte vor zweitausendvierhundert Jahren einen umfangreichen Katalog mit Rezepten, in denen man u. a. Rizinus, die Christrose, die Tollkirsche und die Alraune gepriesen findet. In dem hochinteressanten Buch *Rezepte berühmter Ärzte aus 5000 Jahren* von Hanns Kurth wurde eindringlich demonstriert, daß die Medizin früher naturnaher ausgeübt und der Kenntnis der Heilpflanzen ärztlicherseits große Bedeutung beigemessen wurde.[1]

*

Es gibt an Pflanzen rund dreihundertachtzigtausend heute noch lebende Arten. Deutschlands oder Frankreichs Flora umfaßt etwa viertausend wildwachsende Arten. Der Laie könnte sie selbst mit dem besten Vorsatz nicht finden. Sie zu unterscheiden und einzustufen, ist eine Kunst für sich. Daher bringt es kaum etwas ein, mit der Botanisierbüchse unter dem Arm über Land zu spazieren und sich ans Sammeln zu machen; dies kann sogar problematisch sein, da es ja auch giftige Pflanzen gibt, die bereits in schwacher Dosierung als starke Drogen wirken.

Die Heilpraktiker und Naturheilärzte verwenden die Pflanze nach bestem Wissen und Gewissen. Oft können durch Heilpflanzentherapie chronische Krankheiten, die durch konventionelle Methoden nicht geheilt werden können, gelindert werden. Naturprodukte haben eine beträchtliche Kraft und zugleich eine behutsame Wirkungsweise, die den entsprechenden Präparaten häufig

---

[1] Erschienen im Ariston Verlag, Genf 1974.

überlegen ist. Abgesehen von den heilkräftigen Eigenschaften so mancher Heilpflanzen kann die Kenntnis der Pflanzenwelt für denjenigen, der an ihr zu lernen versteht, eine Schule der Weisheit und Meditation sein. Zwischen der lebenden Pflanze und dem menschlichen Organismus bestehen unbestreitbar subtile Beziehungen, die uns einem der Geheimnisse des Lebens näherbringen.

Die meisten Gesundheitsbücher enthalten auch eine Liste der in unseren Gegenden vorkommenden Heilpflanzen und empfohlene Heilkräuter, manche unter Angabe der Monate, in denen sie geerntet werden. Man verliert wahrhaftig seine Zeit nicht, wenn man einmal ein solches Kapitel liest. Ein Fachmann auf diesem Gebiet ist übrigens Maurice Mességué, der durch sein fesselndes Werk *Von Menschen und Pflanzen*[1] international bekannt wurde.

Bei der Mehrzahl aller gesundheitsfördernden und heilkräftigen Pflanzen handelt es sich um aromatische Gewächse. Sie geben einen sanften oder bitteren Duft ab; im allgemeinen sind es jedoch Wohlgerüche, die Dichter und Naturfreunde besungen haben.

Zu allen Zeiten haben die Parfümhersteller ihren Erzeugnissen die feinsten natürlichen Essenzen beigefügt, die den Geruchssinn betören und den anderen Sinnen schmeicheln. Warum also neigen sie, nur um den Selbstkostenpreis zu senken, heute dazu, synthetische Produkte herzustellen? Wenn auch die so fabrizierten Parfüms die gleiche Wirkung auf den Geruchssinn ausüben, sind sie doch weit von den Eigenschaften natürlicher Duftwasser entfernt.

Bei Tieren, insbesondere bei den Insekten, spielt der Geruch die Rolle einer echten Sprache. Die Ameisen geben, wenn sie einen Hort der Nahrung gefunden haben, unterwegs winzige Geruchstropfen von sich, die ihren Artgenossen den Weg weisen. Die Bienenkönigin, die ihre exklusive Fortpflanzungsrolle schützen will, stößt eine biochemische Substanz aus, die die Ovulation der „Arbeiterinnen" blockiert und diese somit zu einem sterilen Leben verurteilt. Diese Wirkstoffe, die das Verhalten anderer Tiere zu be-

[1] Erschienen im Verlag Fritz Molden, Wien.

einflussen vermögen, wurden – in Anlehnung an die Hormone – als „Phermone“ bezeichnet.

Warum sollte diese wissenschaftlich anerkannte Erscheinung auf die niedrigeren Arten beschränkt sein? Beim Menschen spielt der Geruchssinn in den Beziehungen zum Mitmenschen und, speziell, zum anderen Geschlecht eine bedeutende Rolle. Sagt man nicht auch von jemandem, den man nicht leiden kann, man könne ihn nicht riechen? Bei Geschlechtsbeziehungen wird – selbst wenn dies nicht bewußt wird – ein Gutteil dessen, was Anziehung oder Abneigung verursacht, von auf den Geruchssinn wirkenden Ausströmungen hervorgerufen. Hier wäre noch ein neues Gebiet zu erforschen, das es erlaubt, die physiologischen Mechanismen zu bestimmen, die in uns, ohne unser Dazutun, Widerwillen oder Zuneigung gegenüber anderen Menschen erregen.

Die Wohlgerüche der Pflanzen bzw. Aromen werden therapeutisch genutzt. Das ist uralt und zugleich hochaktuell. Dabei finden würzige Öle Verwendung, die aus aromatischen Pflanzen destilliert werden. Schon im Altertum waren die antiseptischen Eigenschaften solcher Öle bekannt. Die alten Ägypter konservierten ihre Mumien in Verbänden, die mit Ölen und Essenzen getränkt worden waren. Fünftausend Jahre später entdeckte Pasteur deren bakterientötende Wirkung.

Unsere Vorfahren kämpften mit Hilfe von wohlriechenden Dämpfen gegen Epidemien, insbesondere gegen Pest und Cholera. So berichtete Jean Palaiseul im Zusammenhang mit einem Ausbruch der Pest in Athen, deren Plage begrenzt blieb, daß „die Bevölkerung große Mengen Knoblauch gegessen hatte“.

In seinen *Essays* schrieb schon Montaigne: „Die Ärzte könnten aus Düften mehr Nutzen ziehen, als sie es tun.“ Was damals nur aus Erfahrung galt, wurde seitdem wissenschaftlich untersucht. Diese Forschungsarbeiten haben die bakteriziden Eigenschaften der Aromen nachgewiesen, die heutzutage therapeutische Verwendung finden. So wurden uralte Erfahrungen dem Wissensgut und der therapeutischen Nutzung modernster Medizin einverleibt.

Homöopathie oder Allopathie: auf welcher Seite liegt die Häresie?

Sobald ein Kranker dank eines neuartigen Verfahrens oder aufgrund der Behandlung, die ihm „so einer ohne Diplom" angedeihen ließ, gesund wird, revoltiert der Ärztestand. Gegen jede neue Behandlung erhebt sich zunächst ein allgemeines Zetergeschrei, ein wahres Gerüfte der akademisch Berufenen; man greift den Erneuerer an, sofern man ihn nicht sogleich auf den Index setzt. Wieviel verständnisvoller gab sich dagegen beispielsweise C. G. Jung, indem er für solche Fälle den Zweifel pries, der wenigstens die Unberührtheit der Dinge, die wir nicht verstehen, unversehrt lasse...

Die Homöopathie entging nicht den ungerechtesten und heftigsten Verurteilungen. Professor Armand Trousseau (1801 bis 1867), der bekannte Verfasser mehrbändiger medizinischer Werke, die lange Zeit als klassisch galten, erklärte von seinem Olymp herab: „Die Homöopathie ist ein medizinisches System, das sich auf das Unbekannte gründet, das auf das Unmögliche abzielt und Ergebnislosigkeit als Ergebnis zeitigt."

Die Gegner dieser Wissenschaft kamen unter sich überein, daß die Wirksamkeit homöopathischer Heilverfahren allein der Vorstellung des Kranken entspringe. Es ist immer wieder das gleiche Lied. Was in den Augen der Kritiker Geheimnis oder geheimnisvoll ist, ist ihrer Ansicht nach Autosuggestion oder Selbsttäuschung. Offensichtlich irren sie sich gewaltig. Der Säugling oder das Tier, die mit homöopathischen Medikamenten behandelt und geheilt werden, können nicht in den Verdacht geraten, ihren eigenen Suggestionen zu unterliegen. Fest steht vielmehr: Die Homöopathie ist ein Heilverfahren, das täglich neue Beweise seiner Berechtigung liefert. Sie ist in Frankreich jedoch bloß geduldet, obwohl über zweitausend Ärzte sie ausüben. Auch die offizielle Ausbildung ignoriert sie. In Deutschland wird die Homöopathie an einzelnen Kliniken und Instituten ausgebaut und gepflegt. Hauptsächlich aber bleibt sie auf den Deutschen homöopathischen Zentralverein, eine freie Vereinigung von Ärzten, eingeengt.

Hippokrates hatte die Homöopathie bereits vorempfunden. Vierhundert Jahre vor Christus schrieb er: „Die Krankheit wird durch Gleichartiges hervorgerufen, und durch Gleichartiges, das man dem Patienten gibt, wird Krankheit zur Gesundheit.“ Das Prinzip gab es bereits, es wurde nur lange Zeit hindurch ignoriert.

*

Samuel Hahnemann (1755 bis 1843), der Begründer der Homöopathie, legte in seinem 1810 erschienenen *Organon der rationellen Heilkunde* die Grundsätze seiner neuen „Heilwissenschaft“ dar: „Jedes wirksame Arzneimittel erregt im menschlichen Körper eine Art von eigener Krankheit, eine desto eigentümlichere Krankheit, je wirksamer die Arznei ist. Man ahme die Natur nach, welche zuweilen eine chronische Krankheit durch eine andere hinzukommende heilt, und wende in der zu heilenden (vorzüglich chronischen) Krankheit dasjenige Arzneimittel an, welches eine andere, möglichst ähnliche künstliche Krankheit zu erregen imstande ist, und jene wird geheilt werden. Similia similibus curantur (Ähnliches soll mit Ähnlichem geheilt werden).“

Einfacher ausgedrückt: Um eine Krankheit zu heilen, muß man ein Heilmittel verabreichen, das dem Kranken, wenn er gesund wäre, die Krankheit verursachen würde, an der er leidet.

Hippokrates hatte das Ähnlichkeitsgesetz geahnt, und Hahnemann, den die Inkohärenz der Medizin seiner Zeit störte, griff es seinerseits auf. Um die Brauchbarkeit seines Heilverfahrens zu beweisen, zögerte er nicht, es zunächst an sich selbst und später an seinen Freunden auszuprobieren. Cullen hatte ein Werk über die Heilung von Fiebern durch Chiningaben veröffentlicht. Hahnemann erfuhr davon und hatte die Idee, diesen Reizstoff in ständig stärkeren Dosen einzunehmen. Da stellte er dann erstaunt fest, daß das Reizmittel bei einem gesunden Menschen Symptome hervorruft, die denen gleichen, die bei einem Kranken durch dasselbe Mittel geheilt werden!

Diese grundlegende Entdeckung wäre ohne Folgen geblieben, hätte Hahnemann nicht auch die „Relativität" der Wirkung von Arzneimitteln festgestellt. Diese Gesetzmäßigkeit formulierte Claude Bernard (1813 bis 1878) wie folgt: „Man muß wissen und zugeben, daß jedes Medikament zwei Wirkungen zeitigt, eine primäre und eine sekundäre, wobei die zweite der ersten entgegengesetzt ist." Mit anderen Worten: Der Wirkung eines Arzneimittels auf den Organismus folgt über kurz oder lang eine Reaktion, deren Symptome entgegengesetzt sind.

Darüber hinaus stellte Hahnemann fest, als er, zunächst vorsichtig, sein Verfahren auf Patienten anwandte, daß die Heilung beschleunigt wurde, je mehr er die Dosierung verringerte. Daher verringerte Hahnemann, um vorübergehende Verschlimmerungen zu vermeiden, die durch einen in gleicher Richtung wie die Krankheit wirkenden Arzneireiz zwangsläufig hervorgerufen werden, die Dosierung der Medikamente auf die zweckmäßige Mindestgabe, die für eine dynamische Reaktion des Organismus ausreichend war und eine vollkommene, bleibende Gesundheit von innen heraus herbeiführte. Seine „Verdünnungen" stellte Hahnemann durch Verreiben mit Milchzucker und Verschütteln mit Weingeist her.

Auf diese Weise machte er den Arzneistoff agiler, wirksamer, was diejenigen erstaunt, die nicht verstehen können, daß ein verdünntes Medikament sich als wirksamer erweist. Die moderne Lehre vom kolloidalen Stoffzustand bestätigt Hahnemanns These. Und die Ergebnisse sprechen für sich: homöopathische Dosierungen führen häufig zu Gesundungen, wo herkömmliche Medikamente versagt haben. Für den Praktiker liegt die Schwierigkeit darin, unter den Arzneimitteln, deren positive Wirkungsweisen er kennt, jenes zu bestimmen, das für die Krankheit, an der sein Patient leidet, das geeignetste ist; er muß also die spezifische Reizbehandlung finden. Auch muß er die Arznei noch individuell auf den Patienten abstimmen.

Wenn auch alle Menschen eine Gesamtheit von Eigenschaften besitzen, die für die Art charakteristisch sind, so reagiert doch jedes Individuum unterschiedlich, entsprechend seinem persönlichen Verhalten und seinem physisch-biologischen und psychischen Zustand. Daher zeigt sich der Homöopath in Gegenwart seiner Patienten als unermüdlicher Fragesteller. Er stellt ihnen Fragen, er hört ihnen zu, er notiert sich ihre bisherigen Krankheiten und eventuell die ihrer Eltern und Großeltern. Er stellt ihnen eine Unmenge scheinbar ausgefallener Fragen: ob sie sich zu dieser oder jener Stunde, tags oder nachts, unwohl fühlen; auf welcher Seite sie einschlafen; ob ihre Arme und Beine kalt sind; ob die Jahreszeiten ihren Gesundheitszustand beeinflussen und vieles andere mehr. Er versucht, eine vollständige Liste ihrer Symptome aufzustellen, die für sie charakteristisch, ins Auge fallend, originell, ungewöhnlich und eigentümlich sind. Bei solcher Untersuchung der Eigenart des Patienten erwirbt der Arzt die Fähigkeit, sie im Hinblick auf ihre Persönlichkeit und ihre Reaktionen und ihr Verhalten im Leben zu behandeln.

Manchen mag der Homöopath zuweilen wie ein Magier vorkommen, wo er in Wirklichkeit lediglich gewissenhaft, aufmerksam und genau ist. Sobald die vorliegende Krankheit und die Persönlichkeit des Patienten enträtselt worden sind, beugt er sich über sein Arzneibuch, in dem Hahnemanns Nachfolger die Medikamente nach Symptomen und Wirkungen angeführt haben. Es gibt davon mehrere. Das bekannteste wurde von Hering zusammengestellt, umfaßt sechzehn Bände und erschien in Amerika. In Deutschland gibt es das von Schwabe herausgegebene *Deutsche homöopathische Arzneibuch*.

Soll damit gesagt werden, daß die Homöopathen sich nicht der konventionellen Behandlungsweisen bedienen? Keineswegs. Mir vertraute einer der besten an: „Sind die Beschwerden zu schwerwiegend und ist der Kranke zu deprimiert, um reagieren zu können, vermag die Homöopathie nicht zu helfen. In diesem Fall praktizieren wir Allopathie, also Schulmedizin. Man sollte nicht vergessen, daß wir genauso wie unsere Kollegen studiert haben. Beide Verfahren, die sich auf unterschiedliche Grundsätze gründen, sind von Wert. Häufig ergänzen sie sich zum Wohl des Patienten.“

Das sind weise Worte. Und es ist bedauerlich, daß viele Schulmediziner die Homöopathie verächtlich abtun, die nicht nur ein bewährtes Heilverfahren ist, sondern auch eine grundsätzliche Stellungnahme angesichts des Problems der Krankheit darstellt.

5000 Jahre Akupunktur

Wenn ein Kranker sich einer Akupunktur unterziehen will, fragt ihn der behandelnde Praktiker ebenfalls wie sein Kollege, der Homöopath, zunächst ausführlich aus. Entsprechend den Antworten stellt er die Krankheitsgeschichten seiner Patienten zusammen. Abgesehen von den Symptomen, die ihm der Kranke nennt, muß er auch die Jahreszeit und das Klima für die Behandlung berücksichtigen, ferner die günstigste Tageszeit, gemäß den stündlichen Energiebewegungen, wie diese von den Chinesen bereits in frühestem Altertum festgelegt wurden. Das unter dem Namen *Nei-king* als das klassische Buch der Akupunktur bekannt gewordene Standardwerk geht auf das achtundzwanzigste vorchristliche Jahrhundert zurück!

Nachdem die klinische Untersuchung beendet ist, wird der Patient gebeten, sich auf einen Tisch zu legen. Der Akupunkteur überprüft nun den Puls. Für die Chinesen gibt es nicht nur einen einzigen, sondern vierzehn verschiedene Pulse. Diese Pulse sind auch ihrer Form, ihrer Lage und ihrer Beschaffenheit nach unterschiedlich. Nebst großer taktiler Sensibilität ist ein eingehendes Studium erforderlich, um in die Geheimnisse dieser ärztlichen Wissenschaft aus dem Orient eindringen zu können, die zunächst unsere Denkgewohnheiten und unsere rational begründeten Kenntnisse außer Fassung bringen.

Jeder der Pulse entspricht einem Organ oder einer Funktion; er ist eine Art physio-pathologischer Reflex. Sobald der Akupunkteur die nötigen Informationen erhalten hat, kann er die genauen Punkte bestimmen und sticht diese mit Hilfe von Nadeln an, wofür er – je nach Fall – solche aus Gold oder Silber verwendet.

Die Akupunktur stellt experimentelle Medizin im engsten Sinne des Wortes dar, die, wie gesagt, schon seit Jahrtausenden angewandt wird. Die Chinesen waren auf bestimmten Gebieten, insbesondere auf dem der Medizin, große Erfinder. Die ersten Pockenimpfungen wurden in China – wie kürzlich ausgegrabene Texte anscheinend beweisen – bereits seit Urzeiten verabreicht. Vierzig Jahrhunderte bevor William Harvey (1578–1657) seine Formel für den Blutkreislauf aufstellte, kannten die Chinesen ihn schon und untersuchten denselben in ihrer alltäglichen Praxis.

Diese Entdeckungen – Errungenschaften uralter Zeit – eröffnen uns überraschende Horizonte, die uns, wenn schon nicht bescheidener werden, so doch zumindest sprachlos lassen. Sie beweisen schlagend die Relativität unseres Wissens – in der Medizin wie auch anderweitig. Damit soll keineswegs das Verdienst unserer Ärzte verringert werden; es ist ungemein groß. Aber es wäre noch größer, wenn die hervorragenden Vertreter der Schulmedizin, anstatt mit ruhiger Sicherheit Tatsachen in Abrede zu stellen, anerkennen würden, daß es neben der Schulwissenschaft Methoden gibt, die zum Teil noch nicht geprüft und erprobt wurden, zum Teil außer Übung gerieten und die gleichwohl der Beachtung und Erforschung wert sind – um des heroischen, nie endenden Bestrebens willen, den leidenden Menschen zu helfen und sie zu heilen. Selbstverständlich sind nicht alle Mittel gut; es gibt sogar unheilvolle, aber die orthodoxen sind auch nicht immer die besten.

Der Begriff Akupunktur (von lat. acus: Spitze und punctura: Nadel) wurde von französischen Jesuiten, die im 17. Jahrhundert in China lebten, geprägt. Die chinesische Behandlung durch Nadeln blieb jedoch dem Abendland praktisch unbekannt, bis Soulié de Morant (1878–1955) seine ersten Artikel über die Akupunktur veröffentlichte, die in der *Science médicale pratique* erschienen und auf die mehrere Bände folgten, die vom *Mercure de France* herausgegeben wurden.

Es soll betont werden, daß Soulié de Morant kein Arzt war. Roger Wybot, ebenfalls kein Arzt, der sich aber der wissenschaftlichen Erforschung der Akupunktur widmete, nimmt an, „daß es dieser offene Geist im Hinblick auf alle Methoden der Medizin war, der es Soulié de Morant ermöglichte, eine für Europäer verwirrende Therapie ohne Vorurteile zu erörtern und sie objektiv, ohne wissenschaftliche Voreingenommenheit, im Hinblick auf ihre Ergebnisse, d h. ihren Erfolg, zu beurteilen“. Soulié de Morant, französischer Konsul in Schanghai und später Kurator des Cernuschi-Museums in Paris, war ein hochgeachteter Sinologe. Erstaunt hatte er anläßlich einer Choleraepidemie in China die Wirksamkeit der Akupunktur festgestellt. Dies veranlaßte ihn, das Verfahren zu untersuchen, chinesische und japanische Texte einzusehen und diese zu übersetzen und zu erklären.

Nach seiner Rückkehr nach Frankreich wandte er die neue Methode an, und zwar trotz der ablehnenden Haltung der offiziellen Kreise der Wissenschaft, und machte aufgeschlossene Ärzte, die seine Schüler wurden, mit ihr bekannt. Diese Schüler üben, neben anderen Praktikern, auch heute noch erfolgreich die Akupunktur aus.

*

Traditionelle Wissenschaften und Medizin sind in China nicht getrennt. Genau wie etwa die Wahrsagung hat die Akupunktur in der dualistischen Theorie des Yin und des Yang ihren Ursprung, deren Verfasser der Legende nach der Kaiser Fu-schi war, der ungefähr dreitausend Jahre vor Christus gelebt haben soll. Ihm wird auch das Yi-king, das Buch der Wandlungen, zugeschrieben.

Was steht in diesem Buch? Tao ist der Ursprung und der Urgrund. Es bestand vor dem Himmel, denn es steht über dem Sichtbaren und dem Unsichtbaren. In der Welt der Menschen offenbart sich das Tao durch zwei einander entgegengesetzte Prinzipien: das

Yin und das Yang. Das Yin ist negativ, ist dunkle, empfangende weibliche Urkraft, ist Konzentration, Kälte, Bewahrung; sind die ungeraden Zahlen. Das Yang ist positiv, ist lichte männliche Urkraft, ist Wärme, Leben, schöpferisches Prinzip; sind die geraden Zahlen. Das Yang ist auch der Drachen, die blaue Farbe des Himmels, das männliche Lingam, der Berg; und das Yin ist die Erde, das Tal, der Wasserlauf, der Tiger, die Farbe Orange.

Diese Prinzipien bedingen sich wechselseitig. Sie sind die Essenz des Lebens. Der gesamte Zyklus des Menschen ist der abwechselnden Dominanz dieser beiden entgegengesetzten und sich komplementär ergänzenden Urkräfte zwischen den zwei Polen unterworfen: das chinesische Universum ist wellenförmig vorzustellen. Die gesamte belebte und die unbelebte Welt nehmen an diesen Energie erzeugenden Strömungen teil. In der Natur ist nichts stabil, alles ist veränderliches Gleichgewicht. Diese grundlegende Energie unter ihren Aspekten des Yin und Yang findet man im Menschen wieder, der als dessen vollkommenstes Bildnis alle Gesetze des Universums in sich trägt.

Wenn das Gleichgewicht – durch ein Übermaß oder durch Mangel an Yin oder Yang – gestört ist, tritt, wie die chinesischen Weisen sagen, eine Krankheit auf. Die Aufgabe des Akupunkteurs ist es nun, das Gleichgewicht wiederherzustellen. Dank den Angaben, die er aufgrund der Pulsschläge erhält, legt er die genauen Einstichpunkte fest, die auf oder außerhalb der „Meridiane" gelegen sind. Je nach Fall stärkt oder zerstreut er diese, indem er im Unterhautgewebe die Nadeln anbringt, deren Einstich nicht den geringsten Schmerz hervorruft. Diese Meridiane „stellen eine Art Kraftlinien im Energiefeld des Körpers dar" (Roger Wybot). Die Chinesen haben regelrechte „Landkarten" des menschlichen Körpers angefertigt, die sie von Generation zu Generation weiterreichen. Darin finden sich in Hunderten von Punkten die Meridiane eingezeichnet. Diese Karten, die zum Teil von natürlicher Größe sind, werden laufend neu aufgelegt, und jeder Fachmann besitzt eine.

In bestimmten Fällen legt der Akupunkteur sogenannte „Moxas" auf. Was sind diese Moxas? Wärmequellen. Der Moxa besteht heute zumeist aus einem getrockneten Beifußblatt (Artemisia, eine aromatische Pflanze), das zu einer Kugel von der Größe einer Erbse zusammengerollt und mittels eines gelochten Geldstücks der Haut aufgelegt wird. Man zündet diese Kugel im allgemeinen mit einem Weihrauchstäbchen an. Langsam brennt sie ab, wobei sie eine sanfte Wärme abgibt, die das Gleichgewicht der Funktion eines gestörten Organs wiederherstellt. Brennkegel aus Feuerschwamm oder Baumwolle sind kaum noch in Mode. (In Europa verwendet man als Moxas die Glut einer Zigarette oder einen erhitzten Teelöffel, den man leicht auf die Haut schlägt. Natürlich fiele niemandem ein, dabei von Moxibustion zu sprechen.)

Eine geringe Anzahl von Moxas, drei bis fünf, bewirkt im allgemeinen eine Streuungswirkung. Mit einer größeren Anzahl wird eine stimulierende Wirkung erzielt. Um die Energieströmung wiederherzustellen, massiert man manchmal die betreffenden Punkte, und zwar mit dem Fingernagel oder indem man die Haut kneift.

*

Solche Verfahren können natürlich belächelt werden, und diejenigen, die sie nicht ausprobiert haben, werden sich dies auch kaum versagen. Sie irren sich. Mit der Akupunktur wurden erstaunliche Ergebnisse erzielt, die unbestritten sind. Dies trifft vor allem auf Ischias, Neuralgien, Asthma, Krämpfe und jede Art von Verdauungsstörungen zu. In der Sowjetunion hat man neuerdings eine Statistik über die Behandlung von Blinddarmentzündungen durch Akupunktur angelegt: neunzig Prozent aller Fälle wurden entweder geheilt oder besserten sich sichtlich.

Gelehrte aller Länder befassen sich mit dem Problem der Akupunktur, ohne bisher eine wissenschaftliche Erklärung bieten zu können. Es gibt allerdings verwirrende Tatsachen. Zum Beispiel: Sobald eine aktive Nadel angesetzt wird, ändert sich das Elektrokardiogramm. Der Einstich am Kräftigungspunkt der Gallenblase ruft eine Kontraktion hervor, die man im Röntgenbild sehen kann. Der Einstich an einem auf dem Meridian der Harnblase liegenden Punkt verändert das Blutbild.

Die Akupunktur hat auch ihre Grenzen, und die Ärzte, die sie anwenden, verkennen sie nicht. Sobald ihnen das chinesische Verfahren als nicht angeraten erscheint, zögern sie nicht, geeignetere Behandlungsweisen der Schulmedizin zu praktizieren.

In vielen europäischen Ländern ist die Akupunktur noch keine anerkannte medizinische Fachrichtung. Für ihr Studium wird kein anerkanntes Diplom ausgestellt. Die Krankenversicherungen kommen für Kosten der Akupunktur nicht auf. Worauf warten die Herren Funktionäre denn noch? Wann wollen sie eine der wertvollsten und interessantesten Methoden der Medizin anerkennen, die uns Europäern überdies neue Aspekte des menschlichen Körpers und dessen Funktionierens eröffnet?

„Der Mensch muß versuchen, den Krankheiten vorzubeugen, damit er sie nicht heilen muß.“ Wo findet man dieses Axiom? Im *Nei-king,* dem, ich wiederhole, ältesten uns bekannten Buch über Medizin. Schon zu jener Zeit behaupteten die Chinesen, Kreislaufstörungen der Energie feststellen zu können, bevor noch Krankheiten auftraten. Ihre Nachkommen haben an dieser Optik festgehalten. Eine derartige Beständigkeit über Jahrtausende hinweg sollte zu denken geben.

4. Geheimnisvolle Kräfte

Psychosomatik, eine Teilrevision der Schulwissenschaft

Es gibt medizinische Lehren, die auf einmal in Mode sind. Die Psychosomatik ist das heute. Sie erzielt Ergebnisse, die geradezu überraschend oder wunderbar erscheinen. Die eigentliche Ursache ihres Erfolges liegt im Grunde genommen eher in der Intelligenz und der psychologischen Geschicklichkeit des Praktikers als in der Medikation, mit der auch gearbeitet wird.

Die Psychosomatik befaßt sich insbesondere mit jenen, die man seit Molière auf den vereinfachenden und unzutreffenden Nenner der „eingebildeten Kranken" bringt. Den Symptomen nach würde es sich regelmäßig um Organschädigungen oder Organfunktionsstörungen handeln. Die Anzahl der Kranken ist Legion. Dr. Pierre Solignac, Mitglied der Gesellschaft für Psychosomatik und bekannter Fachautor, zögert nicht, einen Prozentsatz von siebzig bis neunzig Prozent aller Erkrankungen, die in Krankenhäusern oder durch praktische Ärzte behandelt werden, im Hinblick auf die psychogene Ursache der Leiden als psychosomatisch zu bezeichnen.

Sind diese Patienten alle nervenkrank? Nicht unbedingt. Es handelt sich um Kranke, die unter Schmerzen oder Beschwerden leiden, welche auf keine organische Ursache zurückgeführt werden können und die man nur heilen kann, wenn man den psychologischen Konflikt entdeckt, der den – durchaus reellen – Leiden zugrunde liegt.

Und gerade solche Kranke bereichern die Heilpraktiker. Diese diagnostizieren, zumindest die geschickten unter ihnen, gewisse Symptome, und oft gelingt es ihnen, durch beschwichtigende

Worte, ihre Kunden zu beruhigen und zuweilen auch einige ihrer Beschwerden zu beseitigen. Ihre Waffen sind die Worte. Und Worte wirken Wunder bei Menschen, die nur zu oft nicht angehört werden und sich unverstanden fühlen.

Die Betrachtungs- und Heilweise der Psychomatiker ist offensichtlich anderer Art als jene der orthodoxen Schulmedizin und verbindet Erfahrung und Wissenschaft. „Zu viele Ärzte", sagte Dr. Paul Chauchard, „werden von ihrem Streben nach objektiver, unparteiischer Wissenschaftlichkeit davongetragen und der Kranke droht für sie vor der Krankheit in den Hintergrund zu treten." [1]

Angesichts der immer komplizierteren technischen Erfordernisse der heutigen Fachmedizin, zu denen noch der alarmierende Rückgang des guten alten Hausarztes kommt – der ihre Krankheiten und jene ihrer Vorfahren, ihre Familienbeziehungen und ihre Sorgen kannte –, werden in steigendem Maße Fachärzte zu Rate gezogen. Ihre Mitarbeit ist oft unentbehrlich, aber von einem Patienten, der wie ein Ball von einem Facharzt zum anderen geworfen wird, untersucht man am Ende nur noch einzelne „Bestandteile der Maschine".

Die Schulmedizin hat ihre Vorteile. Sie führt zu angemessener Behandlung, die häufig außerordentlich befriedigende Ergebnisse zeitigt. Es kommt manchmal jedoch auch vor, daß der Arzt der Ursache der Beschwerden nicht immer die richtige Bedeutung beimißt. Er gibt sich geschlagen und bezeichnet als nervöse Beschwerden – die er für nebensächlich hält – eine Krankheit, die, in seinen Augen, keine wirkliche Krankheit ist, nachdem den Symptomen weder Organschäden noch spezifische Störungen zugrunde liegen. „Beruhigen Sie sich, mein Freund! Sie haben überhaupt nichts. Alle Ihre Beschwerden sind rein nervöser Natur." Weit davon entfernt, beruhigt zu sein, verläßt der Kranke, der sich beim Wort nervös noch schlechter fühlt, den Arzt und ist vollkommen demoralisiert. Muß noch hinzugefügt werden, daß seine Be-

---

[1] Aus *La médecine psychosomatique*, Presses Universitaires de France, Paris.

schwerden noch zunehmen und er mit großer Wahrscheinlichkeit bald zu denen gehören wird, die abwechselnd Beruhigungstabletten und Aufputschmittel einnehmen?

*

Wie behandeln die Psychosomatiker? In der von Prof. Claude Bernard geleiteten Schule weiß man, daß der Mensch „gleichzeitig Organ und Persönlichkeit ist“ und daß es unmöglich ist, beides zu trennen. Im Gegensatz zum Arzt, für den die Krankheit ein Unfall ist, geht der Psychosomatiker vom Grundsatz aus, daß Funktionsstörungen unterdrückte Angst oder Aggressivität verdecken. Aus diesem Grunde gibt man dem Kranken am Anfang der Behandlung die Möglichkeit zur Aussprache, damit das Motiv seines Konfliktes zutage trete.

Dr. Pierre Solignac sagte: „Es ist unsere Aufgabe, Kranke zu heilen, die sich die Krankheiten selbst schaffen. Wir betrachten die Krankheit als die Austragung einer wie immer gearteten Aggression auf einem bestimmten Gelände. Dieses Gelände wird nicht nur von physiologischen, sondern auch von psychologischen Faktoren bestimmt.“ Mit anderen Worten: Bei Funktionsstörungen, die mehr oder minder deutliche psychopathologische Symptome aufweisen, erfolgte fast immer eine Verschiebung von Konfliktsituationen der Psyche auf die Organe. Kann der Konflikt gelöst werden, so befindet sich der Kranke auf dem Weg zur Heilung.

Die psychosomatische Lehre ist daher der Psychoanalyse verwandt. Die Behandlungsarten ähneln sich zwar nur sehr entfernt, aber Freuds Genie verstand ein für allemal die geheimen Motive, die bestimmten Reaktionen und Krankheitssymptomen zugrunde liegen, durch die Psychoanalyse aufzudecken. Überzeugend hat er den Mechanismus von Konflikten, die ins Unterbewußtsein verdrängt und unterdrückt werden und die für eine so große Anzahl von Neurosen verantwortlich sind, nachgewiesen. Die Aufdeckung der Konfliktgründe bildet den Ausgangspunkt für die Heilung.

Auf einer anderen Ebene als die Psychoanalyse und durch unterschiedliche Mittel räumt die Psychosomatik der Psyche den ihr zustehenden wichtigen Platz ein, wobei das individuelle Temperament, die sozialen Faktoren, Anpassungsschwierigkeiten des Kranken im Familien- oder Berufsleben, sein Verhalten gegenüber der Gesellschaft, kurz alle inneren oder äußeren Komponenten, die psychosomatisches Ungleichgewicht auslösen, berücksichtigt werden. Der Kranke muß ernsthaft untersucht und behandelt werden, bevor die Funktionsstörungen sich in organische Schäden ausweiten. Um die Krankheit zu heilen, muß man über die Krankheit hinausgehen, muß man das Unsichtbare ergründen und erkennen, über welche Verzahnungen das seelisch-geistige Leben die Tätigkeit der Organe – bewußt oder unbewußt – beeinflußt.

Die Rolle, die das sympathische Nervensystem spielt, ist immens. Es steuert die organische Harmonie, ist jedoch extrem empfindlich. Ein Schock, die geringfügigste Aggression vermag bereits Störungen hervorzurufen, die sich auf die Organe auswirken und die die Ursache von Schäden sind, welche unter Umständen sogar den Tod herbeiführen können.

Die psychosomatische Medizin ist sich der Tatsache bewußt, daß jeder Organschädigung Funktionsstörungen vorausgehen, die den Schaden ankünden und die darum rechtzeitig festgestellt werden müssen.

„Um ein krankes Organ zu heilen“, schrieb der bereits zitierte Dr. Paul Chauchard, „muß es von den ungünstigen nervösen Einflüssen befreit werden, die der Grund für seine Erkrankung sind.“ Der dafür verantwortliche Konflikt ist in manchen Fällen schwer aufzudecken. Diese Aufdeckung kann nur im Zwiegespräch gelingen. Treffend meinte Dr. A. Winter: „Sich zu interessieren, was der Kranke sagt, zu ergründen, was er denkt und was er fühlt, ist das Abc der Psychosomatik. Dadurch wird die Bedeutung der Beziehung zwischen Arzt und Patient deutlich.“[1] Der Arzt, dem

---

[1] Aus *Überwindung von Krankheit und Angst — Selbsthilfe dank der Erkenntnisse psychosomatischer Medizin*, Ariston Verlag, Genf.

natürlich die Ergebnisse von Röntgenaufnahmen, Laboratoriumstests und seiner eigenen klinischen Untersuchung bekannt sind, sollte sich an der Diskussion immer aufgeschlossen und auch aktiv beteiligen. Und jedesmal müßte er seinen Patienten von neuem ergründen, da jeder Mensch ununterbrochen zugleich als Autor und als Darsteller seines persönlichen menschlichen Abenteuers tätig ist und sich laufend verändert.

*

Ein eigenartiges Gespräch spinnt sich zwischen dem Arzt und dem Patienten an. Der Arzt muß zunächst einmal entziffern, was sich hinter den frei zum Ausdruck gebrachten Äußerungen des Patienten versteckt. Der Patient muß Zutrauen fassen und, positivenfalls, seinen Lebenslauf, all die unvereinbaren und unzusammenhängenden Vorkommnisse seines Lebens, erzählen. Um den Redefluß nicht zu unterbrechen, sollte sich der Praktiker auf ganz kurze Zwischenfragen beschränken. Die Antworten darauf erlauben es ihm schließlich, seinen Kranken richtig einzuschätzen und die Ursachen seiner von Widersprüchen, Zwiespalt, Angst und Protest gekennzeichneten Seelenlage sowie die tiefliegenden Motive zu erfassen, die seine Störungen oder seine Beschwerden hervorrufen. Mit Nachdruck müssen die psychogenen Ursachen aufgehellt und beseitigt werden. Ist einmal der Wirrwarr der Seele geklärt, sind die Voraussetzungen für eine schnelle Heilung gegeben.

Das „Gelände“, das für jedes Individuum unterschiedlich ist, spielt ebenfalls eine wichtige Rolle. Wollen wir uns in diesem Zusammenhang daran erinnern, daß der Wille zu genesen bereits der Anfang der Heilung ist. Aber die Abwehr- und Überwindungskräfte, die der Kranke gegenüber der Krankheit aufbringt, hängen nicht nur von seiner Konstitution, sondern auch von der Umgebung ab, in der er lebt. Die meisten Kranken mit Funktionsstörungen finden es sehr schwierig, ein Gleichgewicht zwischen ihren Ansprüchen und den Anforderungen ihrer Umwelt herzustellen. Sie leben häufig im Zerwürfnis – eine Unstimmigkeit, die noch ernster dadurch ist, daß sie verborgen wird – mit ihren Nächsten, ihren

Arbeitskollegen und Vorgesetzten. Daher muß der Psychosomatiker sogar die Umgebung des Patienten in Betracht ziehen und ihn, falls erforderlich, mit diesem oder jenem seiner Mitmenschen konfrontieren. Dies erfordert sehr viel Geduld und Zeit; aber die objektive Einschätzung der Lage, ein befreiendes Wort und ein passender Ratschlag erlauben es manchmal allein schon, eine scheinbar ausweglose Situation zu entwirren.

Die Lösung eines sozialen oder familiären Konfliktes bedeutet oft genug die Genesung von Krankheiten, die für die Betroffenen auf unbekannte Ursachen zurückgehen. Der Arzt kann die Aufgabe der Heilung nicht allein übernehmen; der Kranke, der von ihm geleitet und angeregt wird, muß sich aktiv daran beteiligen. Er muß lernen, sich selbst zu verstehen, seine Eigenart zu akzeptieren und sich so zu nehmen, wie er ist; er muß die Verantwortung für seine Kontaktschwierigkeiten übernehmen. Das ist keine leichte Aufgabe. Die Personen, die an Funktionsstörungen leiden, neigen dazu, sich „ewig" zu beschweren, ihre Leiden und ihr Unglück wiederzukäuen und die Schuld für ihr eigenes Mißgeschick anderen zuzuschieben. „Das ganze System, das vom Unterbewußtsein dieser Kranken erdichtet wurde", schrieb Professor Jean Delay, „besteht darin, aus einer moralisch oder gefühlsmäßig als unerträglich empfundenen Situation in eine physische Krankheit zu fliehen."

*

Heilung, das ist die Wiedereroberung seiner selbst, ist erneute Integration in der wiederhergestellten, der neu gefundenen Zeit; die Neurose ist Leben in der Vergangenheit.

Die Psychosomatiker geben zahlreiche Beispiele von Kranken, die gesund wurden, sobald elementare, unbefriedigte Wünsche erfüllt werden konnten. Professor Alboulker schilderte einen Fall, in dem eine Kranke wegen chronischen Bettnässens ins Krankenhaus eingewiesen wurde. Nach vier Operationen hatte sich ihr Zustand nur noch verschlimmert. Durch Befragung stellte man fest, daß sie in ihrem Gefühlsleben enttäuscht worden war. Es genügte, daß sie im Krankenhaus eine wohlwollende und aufmerksame Atmosphäre vorfand; alle ihre Beschwerden verschwanden. Einige psychotherapeutische Sitzungen taten den Rest.

Dr. Solignac führte eine Fülle ähnlicher Fälle an, von denen einer besonders typisch ist. Ein verheirateter Mann litt an Verdauungsstörungen, die derart hartnäckig waren, daß ihm schließlich ein Chirurg ein Magengeschwür operativ entfernte. Nach wiederholten Sitzungen bei Dr. Solignac gab der Kranke endlich zu, daß seine Frau ihn betrog und jeden Verkehr mit ihm ablehnte. „Der chirurgische Eingriff hatte das Symptom, das Magengeschwür, nicht aber das Syndrom behandelt: die Untreue der Frau – Magengeschwür." Drei oder vier Monate nach Beginn der Behandlung suchte der Mann seinen Arzt wieder auf und gestand ihm, er sei gesund; an seiner Ehe habe sich nichts geändert, er habe jedoch eine Geliebte. Dr. Solignac kommentiert: „Zahlreiche psychologische Konflikte schlagen sich auf Magen und Darm nieder . . . Das gesamte Verdauungssystem kann infolge psychologischer Probleme und Gefühlsverkürzungen angegriffen werden: nicht nur der Magen, sondern auch der Grimmdarm, die Gallenblase und die Leber." Er schließt seine Erläuterungen mit der Wiederholung, daß zahlreiche Beschwerden vermieden werden könnten, wenn man die denselben zugrunde liegenden psychischen Konflikte beseitigt, und zwar schon dann, wenn die Krankheiten sich noch im Stadium bloßer Funktionsstörungen befinden.

Es liegt nahe, daß bei den meisten Personen, die an Funktionsstörungen leiden, früher oder später eine Hemmung der Persönlichkeit eintrat. Die Fakten sind niemals die gleichen – jeder von uns lebt seinen eigenen Roman –, aber im großen und ganzen sind sich die Gründe ähnlich: verständnislose Eltern, Berufsschwierigkeiten, behinderte Interessen, finanzielle Schwierigkeiten, Liebeskummer, unbefriedigtes Geschlechtsleben, die Unmöglichkeit, ein erwünschtes Kind auf die Welt zu bringen, Verlust des Glaubens usw. Motive dieser Art rufen die Beschwerden hervor, mit denen sich die Psychosomatik zu befassen hat. Unter den häufigsten Beschwerden müssen nervöse Erschöpfung, Herzattacken –

die noch durch die Sorge des Patienten, sein Herz sei angegriffen, verschlimmert werden – und zahlreiche Krankheiten der Verdauungswege (es ist bekannt, daß Emotionen eine bedeutende Rolle bei der Ernährung spielen), ferner Hautkrankheiten (Ekzeme, Akne), Schlaflosigkeit, Schwindel, Atemnot, Angstanfälle, Allergien, Gesichtsneuralgien und Fettsucht (die häufig als ein Ersatzbedürfnis aufzufassen ist) genannt werden. Dies sind jedoch nur einige Beispiele.[1]

Der umfangreichste Fächer psychosomatischer Krankheiten bietet sich jedoch auf dem Gebiet des Geschlechtslebens an. Die Konflikte zwischen dem Instinkt, der Erziehung (insbesondere auf religiöser Grundlage) und dem Verhalten sind im allgemeinen die Ursachen für die Störungen. Anomale Geschlechtsbeziehungen (nicht nur zwischen Homosexuellen), Abbruch des Geschlechtsverkehrs vor dem Orgasmus seitens der Frau und die Angst vor Schwangerschaft sind ebenfalls Faktoren, die das nervöse Gleichgewicht der Partner angreifen und sich in Form von Beschwerden äußern, die auf den ersten Blick keineswegs mit gestörten Geschlechtsbeziehungen im Zusammenhang zu stehen scheinen.

*

Der Mensch ist mit außerordentlich empfindlichen Nerven ausgestattet, und ein Nichts vermag den ganzen Mechanismus zu stören. Bisweilen genügt auch schon Weniges, ihn wieder ins Gleichgewicht zu bringen – zum Beispiel durch die Ankündigung einer guten Nachricht.

Bei gewissen überempfindlichen Personen ruft allein schon die Suggestion einer Verbrennung bereits eine Blase hervor. Ange-

[1] Im vorliegenden Buch, das sich mit medizinischen Heilmethoden befaßt, die sich von der klassischen Schulmedizin unterscheiden, sollte der Leser nicht darüber erstaunt sein, in verschiedenen Kapiteln denselben Beschwerden zu begegnen. Dies ist vielmehr ein Beweis dafür, daß die Homöopathie, die Akupunktur und die Psychosomatik mit völlig unterschiedlichen Verfahren (nebst anderen) die gleichen Beschwerden zu heilen vermögen.

hörige primitiver Stämme, die ein Tabu überschritten haben, können tatsächlich sterben, ohne daß ein Angriff auf ihr Leben erfolgt wäre. Schlaflose können ihren verlorenen Schlaf wiederfinden, sobald man ihnen Schlafmittel in extrem niedrigen Dosen gibt, die praktisch keine Drogen enthalten, oder indem man ihnen ein Placebo, ein Scheinschlafmittel mit völlig unschädlichen Substanzen, gibt, das aufgrund von bedingten Reflexen wirkt. Sagt man übrigens einem Kranken, daß er, wenn er dieses oder jenes Medikament einnimmt, Gefahr läuft, einen Schnupfen, eine Migräne oder Nesselfieber zu bekommen, so zeigt er in neun von zehn Fällen die Symptome besagter Krankheit . . . selbst wenn man ihm lediglich eine harmlose Ersatzpille verabreichte. Im *American Journal of medical Science* von 1886 berichtet Mackencie über die folgende Beobachtung: Bei einem Asthmatiker, der auf Rosenduft empfindlich reagierte, war es möglich, Asthmaanfälle hervorzurufen, als man ihm eine künstliche Rose vorhielt. Über dieselbe Erfahrung und zahlreiche ähnlich gelagerte Fälle berichtete auch Leslie M. LeCron in seinem Werk *Selbsthypnose*[1].

Es ist nicht meine Absicht – und wird es auch nicht sein –, im Rahmen dieses Buches psychosomatische Therapeutik zu behandeln. Dies ist die Aufgabe der Fachleute, die zugleich Ärzte und Psychologen sind. Man kommt nicht umhin, sich ihnen anzuvertrauen, um eine Linderung oder eine Heilung der Krankheiten zu erzielen, die in ihren Zuständigkeitsbereich fallen.

Dr. Pierre Solignac schrieb[2]: „Die Theorie der Lokalisierung der Emotionen im Gehirn, die zu Descartes' Zeit eher abenteuerlich war, beruht heute auf festen Grundlagen. Dabei gilt jedoch als Bedingung – wie bei jedem Versuch, eine psychische Funktion zu lokalisieren –, daß man lediglich die Dispositionszentrale lokalisiert, die zur Übersetzung einer Emotion erforderlich ist. Mit anderen Worten: Die emotionale Sprache hängt wie die mündliche

---

[1] Deutsch erschienen im Ariston Verlag, Genf.
[2] *Pour un nouveau médecin de famille,* bereits zitiert.

Sprache vom Hirnmechanismus ab. Die Bedeutung dieser Tatsache ist für die psychosomatische Pathologie erheblich, und zwar in dem Umfang, in dem dies ermöglicht, körperliche Beschwerden, die im Gefolge von Emotionen auftreten, als den Ausdruck einer Störung der Kommandozentrale des neuro-vegetativen Gleichgewichts zu betrachten, welche durch psychologische Faktoren hervorgerufen wurde: Angst, Zorn oder jede andere Aggression."

Und hier noch Professor Jean Delay von der Académie française, weltberühmter Fachmann der psychosomatischen Medizin: „Der emotionelle Schock hat biologisch gesehen eine traumatische Wirkung, und das gleiche gilt auch von emotionellen Spannungszuständen, die durch Konfliktsituationen hervorgerufen werden; ihre pathogenen Effekte stehen nicht weniger fest, und sie können zu allen Arten von Funktionsstörungen und selbst zu organischen Schädigungen führen. Der Übergang von der Emotion zum Schaden stellt lediglich einen speziellen Fall eines sehr allgemeinen Gesetzes dar, d. h. die Störung des neuro-vegetativen Systems führt zu Funktionsstörungen, die sich infolge ihrer Intensität und Wiederholung selbst organisieren und sogar auf das Organ übertragen."

Der Arzt, wie stark er auch sein mag, vermag nichts ohne die unbedingte fortlaufende Hilfe des Patienten. Der Kranke muß sich selbst an der Behandlung beteiligen, und zwar nicht blindlings wie ein Automat, sondern aufgeschlossen und stets wachsam. Eine bloß passive Mitarbeit ist nutzlos. Der Kranke muß sich seines Zustands bewußt werden und, nachdem er diesen einmal akzeptiert hat, die nötigen Anstrengungen unternehmen, um sein Schicksal resignierend hinzunehmen oder zu verändern. Die Prämissen der Heilung sind häufig heilsamer als die verschriebenen Medikamente. Die Wirkung von Arzneien tritt übrigens erst dann ein, wenn diese Vorbedingungen erfüllt sind, d. h. wenn der Kranke sich vertrauensvoll am Heilverfahren des Arztes beteiligt.

Der psychische Einfluß auf das körperliche Wohlbefinden ist eine alte Binsenwahrheit. Neu an der psychosomatischen Medizin ist, daß sie sich nicht damit zufriedengibt, die Denkmechanismen, die sich im Hirn abspielen, aufzuzeigen, sondern daß sie beweist, bis zu welchem Punkt alle organischen Vorgänge von diesen Mechanismen abhängen.

Der Veterinär behandelt nur die Krankheit, an der das Tier leidet. Ganz anderes ist der Humanmedizin auferlegt, die die Aufgabe hat, sich des Individuums anzunehmen, das mit und außerhalb seiner Krankheit ein Ganzes ist. Zu diesem Zweck muß der Psychosomatiker, der sich für eine warme, verständnisvolle Haltung gegenüber dem Einzelmenschen entschieden hat, sich auf die gleiche Wellenlänge einschalten wie sein Patient, wenn er seine Behandlung erfolgreich durchführen will.

Die Psychosomatik hat es sich zum Ziel gesetzt, eine Medizin für den lebenden Menschen, eine Medizin für den Einzelmenschen zu sein.

Hypnotismus und Hypnotherapie, gestern und heute

Pierre Janet (1859–1947), ein Schüler Charcots und einer der Erfinder der experimentellen Psychologie, hat erkannt, „daß die Hypnose allmählich über den tierischen Magnetismus hinausgewachsen ist". Mesmer kann daher, wie schon erläutert wurde, als Bahnbrecher des Hypnotismus betrachtet werden. Er hatte die Wirkung der Vorstellung und der Suggestion empirisch erkannt und den Begriff des „universellen Fluidums, das die Nerven durch sein Eindringen in die Nervensubstanz sofort beeinflußt", geprägt. Diese Entdeckung war nicht nach dem Geschmack der Königlichen Gesellschaft für Medizin, die – wie wir uns noch erinnern – sie 1783 verurteilte. Mesmer hatte um seine Person herum zuviel Neid und Animosität geweckt, als daß noch ein gerechtes Urteil hätte ausgesprochen werden können. Darüber hinaus hatte Mesmer die Kritik herausgefordert – Emporkömmling, begierig auf Ruhm und Geld, Mythomane und Angeber, der er war. Dessenungeachtet kann man nicht von Hypnose sprechen, ohne auf Mesmer zurückzugehen. Seine Theorien hielten einer Überprüfung nicht stand, aber er konnte zahlreiche Neurosen heilen. Seine von Pomp und

Glanz umgebene Erscheinung, sein beherrschender Blick, sein gravitätisches Schreiten und seine glitzernde Wünschelrute reichten aus, um die Mehrheit seines Publikums in Trance zu versetzen.

Hypnose wurde als ein therapeutisches Mittel bereits im alten Ägypten verwendet. Auf einem dreitausend Jahre alten Papyrus, entdeckte Ebers, sind die Methoden beschrieben, mit Hilfe derer die Heiler damals Hypnose anwendeten. Die verwendeten Verfahren sind den heutigen durchaus ähnlich. Die Kranken gruppierten sich in speziell eingerichteten Häusern, den „Schlaftempeln". Im Laufe der Jahrhunderte und Jahrtausende bedienten sich griechische Priesterärzte, persische Magier, hinduistische Fakire und indische Yogis der Hypnose. Die Methoden standen allerdings der Magie näher als der Medizin. Aber, wie bereits der Philosoph Alain sagte, „Magie, Religion und Wissenschaft bilden eine einzige Kette".

Das nicht unterrichtete Publikum ist schnell aufgebracht, wenn von Hypnose die Rede ist. Der Schaubuden-Hypnotiseur und professionelle Scharlatane haben dem Begriff und dem Phänomen sehr viel Schaden zugefügt. Sie haben erfolgreich die geheimnisvolle Seite ausgenützt, um die Menschenmengen in Erstaunen zu versetzen, und bei ihren Vorstellungen lieferten sie Spektakel und Späße, die bis zu kataleptischen Trancezuständen gingen. Diese Schaustellungen, von denen manche Praktiken nicht ungefährlich sind, trugen dazu bei, die Wissenschaftler in Verlegenheit zu versetzen und sie lange Zeit davon abzuhalten, die Hypnose in der Medizin anzuwenden.

Klinische und experimentelle Hypnoseforschung wird heute auf der ganzen Welt betrieben, und zwar in Krankenhäusern und an Universitäten. Dabei erweist sich die Hypnose ständig mehr als eine wertvolle, gültige Hilfe in einer Vielzahl von Behandlungen und Heilverfahren. Ihr therapeutischer und psychologischer Wert wird von den größten Wissenschaftlern unserer Zeit anerkannt. Daher muß die Hypnose als erstes von ihrer Mystifikation befreit werden; sie muß wissenschaftlich erklärt und definiert werden.

*

Was ist Hypnose? Man muß zugeben, daß – obschon man ihre Phänomene sehr gut kennt – eine genaue Definition schwierig ist. Der Grund dafür ist äußerst einfach: ihre wahre Natur ist auch heute noch unbekannt. Man hat jedoch darauf hingewiesen, daß es zwischen dem Wachzustand und dem Schlaf so etwas wie ein halbes Wachbewußtsein gebe; dieser Zustand sei der hypnotischen Trance sehr ähnlich.

Dem bekannten russischen Gelehrten Iwan P. Pawlow und seiner Schule zufolge ist die Hypnose ein Zustand, der zwischen Wachen und Schlaf liegt, partieller Schlaf, partielle Hemmung, sowohl vom topographischen Standpunkt als auch vom Standpunkt der Intensität. Auf der Gehirnrinde verbleiben „Wachpunkte", die beim Menschen den „Rapport" zwischen Hypnotisiertem und Hypnotiseur erlauben. Demzufolge wäre die Suggestion einer der einfachsten und typischsten der hervorgerufenen Reflexe. (Man kennt den schon klassischen Versuch Pawlows: ein Hund wurde durch eine durchdringende Klingel stimuliert, die für ihn das Zeichen zum Fressen war; gleichzeitig war er allen anderen Geräuschen – selbst den lautesten – gegenüber unempfindlich.) Hier ergeben sich jedoch Schwierigkeiten, denn die Pawlowsche Schule beachtete die unbewußten Schichten in der Affektgeschichte des Hypnotisierten nicht.

In einer ausgezeichneten Untersuchung über die Hypnose, die in den *Cahiers médicaux de France* erschien, betonte Dr. Serge Tolstoi, daß Pawlows Theorie in der Sowjetunion schon nicht mehr als ein Dogma betrachtet wird. Die Psychologie – die laut Pawlow in eine „Physiologie der Konditionierung" überleitbar war – wurde seither auch in der Sowjetunion rehabilitiert und auf den Rang einer autonomen, von der Physiologie unabhängigen Wissenschaft erhoben.

Die psychoanalytischen Theorien gründen sich auf die Beziehung von Arzt zu Patient. Für Freud war die Hypnose eine Art von Transfer, wobei der Hypnotiseur die Rolle des allmächtigen Vaters spiele. Von seinen Schülern wurde Freuds Hypnosetheorie ausgebaut und vielfach modifiziert.

Vollständigkeitshalber sei hier auch noch auf die von der experimentellen Psychologie beeinflußten Theorien verwiesen (Hull, White, Sarbin, Weitzenhoffer u. a.).

Diese unterschiedlichen Theorien bieten nur unterschiedliche Aspekte derselben Erscheinung. Professor Kruger sagte[1]: „Obwohl Hypnose stets ein Rätsel war, bleibt sie doch eines der sieben Wunder der Psychologie. Wie in der Fabel vom Elefanten, den vier Blinde an verschiedenen Körperstellen berührten, so formuliert auch jeder Forscher eine andere Theorie. Solange sich die Theorien über die Natur des menschlichen Charakters unterscheiden, wird es auch verschiedene Theorien über die Hypnose geben."

Dies betont ausdrücklich auch Léon Chertok, der die drei theoretischen Hauptrichtungen (die Pawlowsche Theorie, die in der experimentellen Psychologie wurzelnden Theorien und die psychoanalytischen Theorien) neuestens ausführlich darstellte und kritisch kommentierte.[2] „Alle Theorien bleiben einseitig", sagt er. „Jede liefert nur eine Erklärung auf bestimmter Ebene."

Mit einer – ebenfalls dem Werk Dr. Chertoks entnommenen – Definition der British Medical Association kommen wir auf die Phänomene der Hypnose zu sprechen: „Die Hypnose ist ein vorübergehender Zustand veränderter Aufmerksamkeit beim Patienten, ein Zustand, der von einem anderen Menschen hervorgerufen werden kann und in dem verschiedene Phänomene spontan oder als Reaktion auf verbale oder andere Reize auftreten können. Diese Phänomene umfassen eine Veränderung des Bewußtseins und des Gedächtnisses, gesteigerte Empfänglichkeit für die Suggestion, Antworten und Gedanken beim Patienten, die ihm in seinem gewohnten Geisteszustand nicht vertraut sind. Unter anderem können im hypnotischen Zustand Phänomene wie die Anästhesie, die Paralyse, die Muskelstarre und vasomotorische Veränderungen hervorgerufen und unterdrückt werden."

---

[1] *Hypnosis*, erschienen bei J. B. Lippincott, Philadelphia.
[2] *Hypnose — Theorie, Praxis und Technik*, Ariston Verlag, Genf.

Die Phänomene der Hypnose

Die Phänomene der Hypnose sind vielschillernd und wahrhaft erstaunlich. Wir folgen hier der leichtverständlichen Darstellung Leslie M. LeCrons, der Tausende amerikanischer Ärzte und Zahnärzte in die Technik und Anwendung der Hypnose eingeführt und die hypnotischen Phänomene in seinem ausgezeichneten (bereits zitierten) Werk *Fremdhypnose, Selbsthypnose* ausführlich beschrieben hat. Eine Eigenschaft der Hypnose ist die spontan entstehende, hochgradig gesteigerte Suggestibilität. Kinder sind sehr suggestibel und gewöhnlich am leichtesten hypnotisierbar. Suggestibilität und Hypnotisierbarkeit gehören zusammen und sind fast dasselbe. Auch im Zustand emotionaler Erregung besteht hochgradig gesteigerte Suggestibilität; dann ist spontane Selbsthypnose, ohne daß man es merkt, durchaus möglich.

Ein anderes Phänomen ist die Katalepsie. Sie wird als Veränderung des Muskeltonus definiert. Sie kann entweder als extreme Steifheit einer Muskelgruppe, zum Beispiel eines Gliedes (etwa des Arms), oder als ihr Gegensatz, als große Schlaffheit, auftreten. Auch die Tendenz, ein Glied in jeder beliebigen Position verharren zu lassen, in die es versetzt wurde, selbst wenn diese Stellung eigenartig und unbequem ist, gehört dazu.

Ein weiteres Phänomen ist die Fähigkeit, die Schmerzempfindung unter Hypnose auszuschalten – hypnotische Anästhesie. Tausende von Frauen sind unter Hypnose entbunden worden und haben keine oder, infolge partieller Anästhesie, nur sehr geringe Schmerzen verspürt. Schwere Operationen verschiedener Art sind – ohne Verwendung eines anderen Anästhetikums – unter Hypnose durchgeführt worden. Es handelte sich u. a. um Herzoperationen und Gliederamputationen. Hypnose wird gewöhnlich angewandt, wenn Kontraindikationen die Anwendung von Narkotika verbieten. Bei kleineren Operationen und in der Zahmedizin wird die hypnotische Anästhesie ohne große Mühe erzielt.

Einem gutem Medium können Sinnestäuschungen, und zwar unter Täuschung aller fünf Sinne, insbesondere aber Halluzinationen, suggeriert werden. Ihrer Art nach können sie positiv oder negativ sein: beispielsweise einen leeren Stuhl besetzt zu sehen oder umgekehrt.

Oft kommt es spontan zur Amnesie, wenn jemand aus einem tiefen Hypnosezustand erwacht. Es fehlt dann jegliche bewußte Erinnerung an die Vorgänge, die sich während des hypnotischen Zustands abgespielt haben. Amnesie kann aber auch durch willentliche Suggestion herbeigeführt werden. Der Hypnotiseur suggeriert dem Patienten, sich beim Aufwachen an nichts mehr zu erinnern.

Ein erst kürzlich entdecktes Hypnosephänomen ist die Zeitverschiebung. In Hypnose ist die Zeit „manipulierbar", sie kann verschoben – gerafft, verkürzt oder verlängert – werden. Und zwar sowohl während sich die Versuchsperson im Hypnosezustand befindet, wie auch danach infolge einer posthypnotischen Suggestion.

Im Hypnosezustand besteht eine viel bessere Erinnerungsfähigkeit. Die Fähigkeit, sich frühere Erlebnisse oder vergessene Erinnerungen anderer Art ins Gedächtnis zurückzurufen, wird Hypermnesie genannt. In der Umgangssprache spricht man einfach vom „Zurückrufen ins Gedächtnis".

Eines der interessantesten aller hypnotischen Phänomene ist die mit der Hypermnesie verwandte Altersregression. Es gibt keinen Zweifel: das Unterbewußtsein registriert alles Erlebte in seinem Gedächtnis und speichert selbst die geringste Einzelheit. Wir können uns nur sehr teilweise auf unser Gedächtnis verlassen. Der Rest unseres Erinnerungsvermögens ist im Unbewußten vergraben. Durch verbal suggerierte Altersregression ist es möglich, den Hypnotisierten zu veranlassen, zeitlich zurückzugehen und frühere Ereignisse wiederzuerleben. Mittels hypnotischer Regression kann ein suggestibler Mensch sogar bis zu seiner Geburt zurückversetzt werden.

Eine posthypnotische Suggestion wird während des Hypnosevorgangs eingegeben, ihr soll jedoch danach erst entsprochen werden, und zwar gewöhnlich nach dem Wecken des Hypnotisierten. Mitunter kann der Betreffende spontan in den Hypnosezustand zurückgleiten, wenn er die Suggestion befolgt, um dann wieder zu erwachen, sobald der posthypnotischen Suggestion entsprochen wurde.

Auf einige dieser Phänomene werden wir später noch zurückkommen.

Nicht jedermann kann hypnotisiert werden. Bis gegen zwanzig Prozent aller Versuchspersonen (die Meinungen schwanken) sind unbeeinflußbar, „refraktär". Und schließlich soll auch erwähnt werden, daß Personen nur hypnotisiert werden können, die sich damit einverstanden erklären. Dies widerspricht den Behauptungen mancher Bühnenhypnotiseure, die ihr Publikum mit ihrem Gehabe und oft genug mit Bluff beeindrucken oder, wie es einer von ihnen verkündete, dank „der wunderbaren Macht seines magischen Auges".

Was versteht man unter Sophrologie?

Bestimmte Ärzte, die sich auf Dr. Alfonso Caycedo, Professor an der Fakultät für Medizin von Barcelona, beziehen, verwenden heute den Begriff „Sophrose" und „Sophrologie", den sie dem der Hypnose oder des Hypnotismus vorziehen. Zu ihrer Rechtfertigung führen sie eine Vielzahl von Gründen an. „Die Hypnose, Erbin des Magnetismus, nimmt an einem magischen Inhalt teil, von dem sich ernste, bedeutende Forscher zu befreien suchten. Heute fällt es einem Arzt schwer, die Bezeichnung Hypnotiseur mit Freuden zu akzeptieren, selbst wenn man noch ein wissenschaftliches Adjektiv beifügt."

Natürlich will niemand die Herkunft und die enge Verwandtschaft der Sophrologie und des Hypnotismus in Abrede stellen. Aber lassen wir den Erfinder des Wortes zu Wort kommen: „Die Sophrologie ist eine neue wissenschaftliche Schule, welche die Veränderungen des menschlichen Bewußtseins studiert, die durch verschiedene Verfahren (psychologische, physiologische, chemische usw.) hervorgerufen werden . . ."

Mit anderen Worten: die Sophrologie scheint auf ihre Weise der Hypnose einen Adelstitel verleihen zu wollen. Zahlreiche Ärzte billigen jedoch den neuen Terminus nicht. Zum Beispiel Dr. Chertok: „Dieser Versuch scheint uns keineswegs gerechtfertigt. Die vorgeschlagenen Ausdrücke zeigen keine Änderung der Theorie an, wie es der Fall war, als James Braid die Bezeichnung ‚tierischer Magnetismus' durch ‚Hypnotismus' ersetzte." Andere Ärzte meldeten weitere Bedenken an. Ohne dazu Stellung zu nehmen, werden wir uns im Hinblick auf die Autoren beider Ausdrücke bedienen.

Die Technik der Hypnose

Die Hypnosetechnik ist einfach. Es muß jedoch noch einmal wiederholt werden, daß der Patient kooperieren muß. Diese Kooperation ist für den Erfolg unerläßlich. Der Vorgang sollte nicht mit dem Verfahren gewisser Tiere verglichen werden, etwa der Spinnen, die kleine Insekten in ihr feingesponnenes Netz locken, oder der Schlangen, die ihre Beute faszinieren, bevor sie diese angreifen.

Wenn es auch kein objektives Mittel gibt, um die Tiefe der Trance zu messen, so ist die Bewußtseinsveränderung doch eine Tatsache, und jedes Individuum, das hypnotisiert wurde, weiß, ob die hypnotische Trance leicht, mittel oder tief war.

Die Suggestion, die letztlich die Grundlage aller hypnotischen Phänomene ist, nimmt in unserer Zeit schreiende, verfängliche, brutale Formen an. Propaganda ist einer ihrer klassischen Aspekte, die Werbung ein anderer. Tausend Suggestionen wirken auf unser Unterbewußtsein ein, insbesondere die Suggestionen der Konsumgüterreklame. Sie bringt uns durch Plakate, Presse, Radio und Fernsehen schließlich dazu, den so oft angepriesenen Gegenstand zu kaufen. Unsere Vorliebe wird von Faktoren bestimmt, deren Sinn sich uns entzieht. Man nutzt unseren Geschmack an der Freude, unseren Narzißmus, die Gier nach Macht, unser Bedürfnis zu gefallen und unsere geheimsten Wünsche aus.

Unter Hypnose ist die Persuasion völlig anderer Art. Sie erreicht ihr Ziel nur, wenn der Patient zutiefst davon überzeugt ist, daß der Hypnotherapeut nur sein Bestes will. Dabei ist die vertrauensvolle Erwartung des Patienten, daß der Hypnotherapeut ihm helfen wird, sehr wichtig.

Damit die Sitzung erfolgreich ist, muß sich zwischen dem Hypnotiseur und dem Hypnotisierten so etwas wie ein geheimes Einverständnis und ein Gefühl beinahe der Komplizität einstellen. Zunächst einmal muß zwischen beiden Menschen eine günstige Gefühlsbeziehung hergestellt werden, ein auf Verständnis und Sympathie beruhender Kontakt. Ein oder mehrere vorbereitende Gespräche erlauben es dem Arzt, die Persönlichkeit seines Patienten zu beurteilen. Der Patient gewöhnt sich bei dieser Gelegenheit seinerseits an die Stimme des Arztes, der ihm Fragen stellt und ihm erklärt, daß es sich bei der Hypnose um einen natürlichen Vorgang handelt, durch den er von seiner nervösen Spannung usw. befreit werden soll. Im Laufe dieser Unterhaltungen stellt der Arzt seine Diagnose, um nicht Gefahr zu laufen, eventuell ein verstecktes organisches Leiden zu übersehen. Dr. Tolstoi zitiert den Fall einer schweren Neurotikerin, die mit einem gewissen Erfolg unter Hypnose behandelt wurde, bis eines Tages ein besonders starker Anfall eine bis zum Rand mit Steinen gefüllte Gallenblase zutage förderte.

Der Hypnotiseur ist der große Meister. In seinen Verbalsuggestionen nimmt die Magie der Worte ihre volle Bedeutung an. Die Vorstellung tut das Ihre und führt die Versuchsperson in eine andere Welt, in eine Art Wachtraum ...

*

Diesen Traum, wollen Sie ihn am eigenen Körper erleben? Zum Beispiel Sie, die Sie an Schlaflosigkeit leiden?

Sie befinden sich in einem geschlossenen Raum, in dem die Zeit stillzustehen scheint. Auf einem weichen Sofa, das die Form Ihres Körpers annimmt, ausgestreckt, vergessen Sie Ihre Sorgen. Die

Temperatur ist angenehm, das Licht gedämpft, und der Lärm von draußen erreicht Sie nur noch dumpf, weither. Der Arzt (beinahe hätte ich der Priester gesagt) sitzt an Ihrer Seite. Er spricht langsam, immer im gleichen Ton, mit leiser, freundlicher Stimme. Seine Worte dringen allmählich in Sie ein. Der absichtlich monoton gehaltene Strom wirkt wie ein sanfter Sprechgesang, der auf Ihre Sinne abgestimmt ist und Sie entspannt. Jede Wiederholung vergrößert die Macht des Wortes: „Sie sind ruhig, ganz ruhig, immer ruhiger . . . Sie fühlen sich wohl, Sie entspannen sich, Sie denken an nichts mehr. Sie haben keine Sorgen mehr . . . Sie fühlen sich wohl, sehr wohl, immer wohler . . . Kein Muskel ist mehr steif, nichts ist angespannt, Ihr Körper entspannt sich . . . Ihr rechter Arm ist schwer, sehr schwer, so schwer, daß Sie ihn bald nicht mehr anheben können . . . Sie können ihn nicht mehr anheben, Sie können nicht mehr . . . Und jetzt sehen Sie geradeaus, betrachten Sie langsam diesen Lichtstrahl, den Sie sehen . . . Ihre Augenlider sind schwer, sehr schwer, so schwer, daß Sie sie kaum noch offenhalten können . . . Ihre Augenlider kleben, gleich können Sie sie nicht mehr öffnen . . . Ihre Augenlider sind allmählich immer schwerer, Ihre Augenlider schließen sich gleich, sie schließen sich, Sie können nichts mehr sehen . . . Wenn Sie wollen, fühlen Sie sich gleich wunderbar wohl, Sie verspüren eine sehr gute, eine sehr tiefe Entspannung . . . Mit jedem Wort entspannen Sie sich mehr, Sie sind gleich vollkommen entspannt, in Frieden mit sich selbst und den anderen . . . Die Welt ist Ihnen fremd . . . Ihr Körper wiegt nichts mehr, Sie entspannen sich noch mehr . . . Sie schlafen nicht, Sie sind bei Bewußtsein, Sie hören meine Stimme, Sie folgen meinen Suggestionen, soweit Ihnen das gefällt, soweit Ihnen das nützt . . . Und Sie erinnern sich daran, jetzt, heute, jeden Tag, jede Nacht, jede Nacht, die nun folgt . . . Heute Abend, wenn Sie im Bett liegen, finden Sie das Gefühl wieder, das Sie in diesem Augenblick verspüren . . . Ihre Augen werden schwer sein, sehr schwer, und es fällt Ihnen schwer, wach zu bleiben . . . Ohne Anstrengung, fast ohne es zu wollen, schlafen Sie ruhig ein, tief . . . Niemals wieder werden Sie an Schlaflosigkeit leiden, niemals wieder . . .

Künftig wird die Lust, das Bedürfnis zu schlafen, Sie ergreifen, sobald Sie es wollen, und jede Nacht werden Sie in einen heilenden Schlaf fallen, Ihre Träume werden angenehm und wohltuend sein ... Jetzt öffnen Sie langsam Ihre Augen ... Aber vorher strecken Sie sich, strecken Sie Ihre Beine ... Jetzt Ihre Arme ... Es ist vorüber, öffnen Sie Ihre Augen ... Was fühlen Sie?"

Die meisten Patienten – Sie, dieser oder jener Patient – haben beim Erwachen aus der Hypnose den Eindruck, daß sich überhaupt nichts ereignet hat. Weil man sich in einem Zustand zwischen Wachen und Schlaf befand und weil man die Worte des Arztes hörte und verstand, fällt es schwer zu glauben, daß der Versuch erfolgreich war.

Dabei handelt es sich um eine allgemeine Erscheinung. Auf einem Ärztekongreß versetzte ein Hypnotiseur eine Versuchsperson in Trance; da gestand die Versuchsperson – um sich interessant zu machen –, sie glaube nicht, hypnotisiert zu sein. Darauf trug der Hypnotiseur der Hypnotisierten auf, sich nicht von ihrem Platz zu rühren, bis er es ihr erlaube. Und sie mußte sitzen bleiben, bis die Zuhörer den Saal verlassen hatten.

Die meisten hypnotisierten Personen verspüren ein angenehmes Gefühl des Wohlseins. Sie befinden sich in einem Zustand vollständiger Entspannung, in einem aufgelockerten Zustand, in dem die Angst keine Macht mehr über sie hat. Wenn jedoch der Arzt den Patienten fragte, wie lange die Sitzung dauerte, wird er eine Dauer angeben, die fast niemals der Wirklichkeit entspricht. Man hat kein Gefühl für die Zeit, die verging. Im hypnotisierten Zustand verliert man jegliches Zeitgefühl.

Unter Hypnose vermag der Mensch sein Bewußtsein zu verändern. Aber schon der herabgesetzte Bewußtseinszustand der leichten Trance (im Gegensatz zu früher, da die Hypnotiseure glaubten, die Patienten in einen Tiefschlaf versetzen zu müssen) ist ausreichend, damit man selbst – natürlich zusammen mit dem Arzt – die Steuerung der Behandlung übernehmen und von den Wohltaten der Hypnotherapie profitieren kann.

Die Ausschaltung von Schmerzempfindungen durch Hypnose ist ein überraschendes, aber unbestreitbares hypnotisches Phänomen (wir haben darauf bereits hingewiesen). Der Schmerz und seine Auswirkungen auf den Organismus sind Gegenstand zahlreicher Theorien, von denen – auch hier wieder – keine einzige den Zusammenhang erschöpfend oder völlig befriedigend erklärt. Dagegen ist es erwiesen, daß die Angst zu leiden, die Furcht, die man im voraus verspürt, die Schmerzempfindungen beträchtlich erhöht. Verliert ein Soldat im Krieg durch eine überraschende Granate sein Bein, so verspürt er nicht sofort wirkliche Schmerzen.

Der Schmerz ist eine Projektion, eine Vergegenwärtigung dessen, was man fühlen sollte. Yogis und anderen Asketen gelingt es dank außergewöhnlicher Beherrschung ihrer Atmung, sich derart zu entspannen, und zwar physisch und psychisch, daß sie den Schmerz abweisen, ihn aus ihrem Geist bis zu dem Grad zu verbannen vermögen, daß er sie nicht mehr zu erreichen scheint. Wenn es durch Hypnose – Fremdhypnose oder Autohypnose – gelingt, sich zu suggerieren, daß man keinen Schmerz mehr verspürt, verspürt man tatsächlich keinen Schmerz mehr, oder er ist zumindest bedeutend erträglicher.

Die hypnotische Anästhesie ist möglich bis zu völliger Analgesie (Schmerzlosigkeit) und stellt eine der wertvollsten therapeutischen Indikationen der Hypnose dar. Sie wird regelmäßig von Frauenärzten, Zahnärzten und HNO-Ärzten[1] sowie von Chirurgen bei Eingriffen an ängstlichen Patienten angewandt, die ein einfaches Instrument nicht ohne Schrecken sehen können, oder wenn, wie schon gesagt, Narkotika nicht angewandt werden können.

Die Hypnose findet in der Psychotherapie vielfältige Anwendung, ferner zur Heilung oder – wie wir bereits gesehen haben – Linderung psychosomatischer Krankheiten, wie zum Beispiel von Asthma, Magen- und Darmgeschwüren, Gallenstörungen, bestimmten Hautkrankheiten, Stottern, Warzen, von Fettsucht und

[1] HNO = Hals-Nasen-Ohren.

anderen Süchten (Alkohol und Tabak) usw. Die Hypnose kann sich als sehr wirksam erweisen, um die Angst zu mindern, die bestimmte Menschen ergreift, wenn sie sich ihrem Ende nahe sehen.

*

Die Hypnose ist daher – wie all dies nahelegt – eine Fachrichtung der Medizin, die eine Revision einer ganzen Reihe von altübernommenen Vorstellungen zwingend erfordert.

Ein Patient, der hypnotherapeutisch behandelt wurde, gewöhnt sich so gut an die Stimme des Hypnotiseurs, daß dieser auch aus Entfernung erfolgreich einwirken kann. Einer Frau, die schon angesichts des Zahnarztstuhls große Angst befiel, wurde sofort geholfen, als ihr behandelnder Arzt und Hypnotherapeut ihr – im Einverständnis mit dem Zahnarzt – telefonisch zusprach. Er führte bei ihr eine derartige Entspannung herbei, daß es möglich war, ohne Betäubung eine Zahnextraktion vorzunehmen. Da ihr überdies durch Verbalsuggestion bedeutet wurde, sie werde kein Blut verlieren, floß tatsächlich kein Tropfen Blut in ihrem Mund. Unter Hypnose ist es in der Tat möglich, die Venen an einem bestimmten Punkt des Körpers zu verengen. Dieses schon klassische Experiment wurde bereits unzählige Male bei anderen Patienten wiederholt – mit dem gleichen Ergebnis. Diese erstaunliche Erscheinung ist nie wissenschaftlich erklärt worden. Dasselbe gilt für eine große Anzahl medizinischer oder paramedizinischer Phänomene.

Unser Gehirn – bzw. das Unterbewußtsein – registriert alles, was gesehen, gehört und gefühlt wird, ohne daß unsere Aufmerksamkeit besonders geweckt werden müßte. Unter Hypnose kann man von einer Versuchsperson, die kurz zuvor einen Film sah, nachträglich die Namen aller Schauspieler erfahren, ohne daß dabei ein einziger vergessen würde. Ein Schock, gleichgültig welcher Art, mag genügen, daß völlig Unbekanntes aus dem Unterbewußtsein aufsteigt. Das Traumstudium, das die Psychoanalytiker durchführen, läßt keinen Zweifel an dieser Tatsache.

Professor William Kruger bestätigt, daß mit Hilfe der Hypnose Informationen erhalten werden konnten, die zur Aufklärung von Verbrechen führten. Er schildert den Fall eines Polizisten, der von Verbrechern verletzt worden war und der mehrere Monate nach dem Vorfall unter Hypnose die Nummer eines Fahrzeuges angeben konnte. Bei einer anderen Gelegenheit, bei der es um die Unterschlagung bedeutender Gelder ging, konnte der Angeklagte sich erinnern, wo er sich auf den Tag genau vor acht Jahren aufgehalten hatte. In beiden Fällen bestätigten die durchgeführten Erhebungen die Angaben.

Noch erstaunlicher ist das schon erwähnte Phänomen der Altersregression, also der Rückkehr in die Vergangenheit, und zwar in ein Alter des Hypnotisierten und einen Augenblick, den der Hypnotherapeut durch einfache Verbalsuggestionen bestimmt. Dieser Vorgang verleiht Sicherheit, beruhigt und wird beispielsweise bei alten Menschen angewandt, die ihr Gedächtnis für die Gegenwart verloren haben und ihre Vergangenheit nur noch in Bruchstücken kennen. Am leichtesten gelingt die Altersregression, wenn sich der Hypnotiseur mit einer Person identifiziert, die der Hypnotisierte früher einmal kannte, zum Beispiel mit einem Lehrer, an dem er hing und zu dem er Vertrauen hatte.

Die Versuchsperson wird in einen tiefen Trancezustand versetzt: „Sie sind zehn Jahre alt, und Sie können sich jetzt in diesem Alter deutlich sehen, desgleichen alles, was Ihnen zu jener Zeit widerfuhr.“ (Das Alter ist hier natürlich ohne Bedeutung und kann willkürlich gewählt werden.) Einige Minuten Stille, um die Neuorientierung zu erleichtern. Danach: „Welcher Tag ist heute? Wie alt sind Sie? Was machen Sie? Welche Menschen sind um Sie herum?“ Und die Versuchsperson agiert mit der Stimme und mit den Gesten, die ihrer Persönlichkeit zu einer bestimmten Zeit ihres Lebens entsprach. Ist sie in die Kindheit zurückversetzt, so sind Ausdrucksweise und Wahl der Worte kindlich. Auch die Handschrift ändert sich. Ein Vergleich mit Handschriften, die dem Alter des zurückversetzten Patienten oder des Patienten entstammen (z. B. aus Schulheften oder aufbewahrten Briefen), ergibt eine verblüffende Übereinstimmung, die Zeichen sind die gleichen. Der Hypnotisierte kehrt tatsächlich in seine Kindheit zurück.

Ein Psychiater, der diese Technik bei einer betagten Dame meiner Bekanntschaft anwandte, ließ mich die Frage an sie stellen, ob sie ihre Jugend in Tours verbracht habe, der Name einer Stadt, der unter Hypnose in ihren Gesprächen häufig auftauchte. Sie bejahte, und das stimmte durchaus. Im Wachzustand hatte die Kranke aber jegliche Erinnerung an Tours verloren.

Unzählige Beispiele einer Zeitregression wurden erfolgreich durchgeführt. Es hat sich erwiesen, daß eine Rückkehr selbst in die frühe Kindheit unter Hypnose ohne Schwierigkeiten erreicht werden kann.

Die Frage der Reinkarnation

Bestimmte Forscher machten jedoch bei der Zeitregression nicht halt und haben ihre Untersuchungen weitergetrieben. Sie bemühten sich festzustellen, ob das menschliche Bewußtsein den Tod seiner fleischlichen Hülle überlebe.

Morey Bernstein berichtete in seinem Buch *Protokoll einer Wiedergeburt: Auf der Suche nach Bridey Murphy*[1] die seltsame Geschichte einer neunundzwanzigjährigen Amerikanerin, Ruth Simmons, die unter Hypnose nicht nur von ihrer frühesten Jugend, sondern auch von ihrem früheren Leben erzählte. Sie gab vor, 1806 in Cork in Irland geboren zu sein. Sie gab Namen und Anschriften ihrer Familie und deren Lieferanten an. Sie beschrieb die Umgebung, in der sie gelebt hatte, zitierte Zeitungen jener Zeit. Sie sang und tanzte zu irischen Volksliedern und berichtete über ihr Leben als Kind, reife Frau und Greisin und auch von ihrem Tod. Sie gab das Datum ihrer Beerdigung an. Es kann sich nicht um bloßes Fabulieren handeln.

Was diese Geschichte so phantastisch macht, ist die Tatsache, daß alle Angaben Ruth Simmons', alias Bridey Murphy, vor sechs

---

[1] Erschienen im Scherz Verlag, Bern/München.

glaubwürdigen Zeugen auf Tonband aufgenommen worden waren und daß sich alle ihre Beschreibungen, wie die nachträglich an Ort und Stelle durchgeführten Überprüfungen erwiesen, bewahrheiteten.

*

Sollte daraus der Schluß gezogen werden, daß es doch eine Reinkarnation gibt, was den Anhängern Saint-Germains recht geben würde? Ich hüte mich, in einer Sache, die ich nicht zu beurteilen vermag, Partei zu ergreifen. Man sollte sich jedoch daran erinnern, daß die Reinkarnationslehre von Millionen kultivierter und honorabler Menschen in Indien und anderen buddhistischen Ländern geglaubt und gutgeheißen wird und daß eine große Anzahl überlegener Geister des Westens ebenfalls an ein Überleben der Seele und an eine Seelenwanderung nach dem Tod glauben. Nur einige sollen hier erwähnt werden, nämlich Plotin, Pythagoras und Platon, Spinoza, Goethe, Tennyson, Browning, Maeterlinck, Ibsen, Walter Scott, Victor Hugo, Thomas Huxley und schließlich Arthur Schoppenhauer, der vom (indischen) Mythos der Seelenwanderung als ein „Nonplusultra mythischer Darstellung" sprach und in seinem Werk *Die Welt als Wille und Vorstellung* schrieb: „Nie konnte ein Mythos und nie wird einer sich der so wenigen zugänglichen philosophischen Wahrheit enger anschließen als diese uralte Lehre des edelsten und ältesten Volkes . . ."

*

Enge Berührungspunkte bestehen zwischen hypnotischen und parapsychischen Phänomenen (darauf wurde in diesem Buch bereits hingewiesen), insbesondere den Phänomenen der ASW, also der außersinnlichen Wahrnehmung. Obschon vorurteilsfreie Parapsychologen – wie etwa der schon zitierte Dr. Milan Rýzl – zugeben müssen, daß zwar zahlreiche parapsychische Phänomene festgestellt, aber bis heute noch keine befriedigenden Erklärungen (keine gültige Theorie) für die faszinierenden Entdeckungen der Parapsychologie gegeben wurden. Genau dasselbe ist also hier wie bei der Hypnose der Fall, deren Phänomene längst niemand mehr abzuleugnen wagen würde.

Die Tatsache, daß manche große Geister Telepathie und Hellsehen heute noch als Schwindel oder Zufall abtun, ist angesichts der wissenschaftlich erbrachten Beweise bedauerlich, steht ihnen aber frei. In der geheimnisvollen Welt, in der wir leben, wären die gleichen Menschen auch nicht fähig, andere Erscheinungen rational zu erklären, deren Zeugen wir täglich sind und über die die größten Geister ebenfalls streiten. Im übrigen hat natürlich auch ein jeder von uns seine eigene Vorstellung von Gott, der Seele, dem Erdenleben, der Herkunft des Menschen und dem Mechanismus des Gehirns. Alles aber – und das ist es, was unsere kurze Existenz so aufregend macht –, alles, was wir wissen oder zu wissen glauben, ist nichts neben dem, was wir nicht oder noch nicht wissen. Unsere „Wahrheiten“ sind zumeist nur Hypothesen, selbst wenn so manche durch Tatsachen erhärtet erscheinen.

Von der Fremd- zur Selbsthypnose

Die Hypnose wie so viele Methoden der Außenseitermedizin, die in diesem Werk beschrieben werden, ist und kann keine Allerweltsheilmethode sein. Ungeachtet ihrer Macht, Schmerzen zu lindern oder zu beseitigen, oder gerade infolge dieses Effektes, kann es auch vorkommen, daß eine ernste Krankheit unbemerkt bleibt. Damit soll gesagt werden, daß ein Hypnotherapeut, abgesehen von seinen sittlichen und fachlichen Eigenschaften, auch ein erfahrener Arzt sein sollte. Die hypnotische Suggestion – die, bis auf Nuancen, dem „tierischen“ bzw. vegetativ zu verstehenden „Fluidum“ entspricht, von dem Mesmer sprach – ist Geltendmachung von „Vertrauensautorität“, ist ein Besitzergreifen der Mentalität des Patienten, was seitens des Arztes Gegenseitigkeit fordert.

Freud steht das große Verdienst zu, die Bedeutung des Problems von Übertragung und Gegenübertragung erkannt zu haben. Er legte seine Ansichten schon 1921 in seinem Werk *Massenpsycho-*

logie und Ich-Analyse dar. Er hob den erotischen Aspekt der hypnotischen Beziehung hervor: „Die hypnotische Beziehung ist eine uneingeschränkte verliebte Hingabe bei Ausschluß sexueller Befriedigung."

Freud besaß den Mut, einen psychopathologischen Zustand aufzuzeigen, der von dem Arzt hervorgerufen wurde, der Hypnose anwendete, und nicht zuletzt ging er von dieser als Begrenzung empfundenen Tatsache aus, als er die Psychoanalyse „erfand".

Der Einfluß des Hypnotherapeuten kann indessen derart sein, daß er, unter allen Umständen, objektiv bleibt. An ihm liegt es, festzustellen und zu beschreiben, nicht zu interpretieren oder Schlußfolgerungen zu ziehen. Die Hypnose sollte kein Sieg für den Arzt, sondern ein Sieg für den Patienten sein. Um zum Beispiel den Fall einer schmerzlosen Geburt zu nehmen, so ist es die Wöchnerin, die ihre Entbindung steuern muß. Professor Caycedo erklärt dies ausgezeichnet mit den folgenden Worten: „Die Sophrologie ist ein offener Weg zum Erkennen von Phänomenen, die wir feststellen ohne sie zu erklären, und deren Mechanismus wir erst allmählich erkennen."

Die Hypnose birgt sicher die Kraft zu heilen. Im Gegensatz zu den meisten Arzneien wirkt sie auf den Menschen, indem sie seine Reaktionen und sein Verhalten ändert. Sie vermag die Existenz eines Menschen zu verändern, indem sie ihn freier macht, ihn von den Ticks, Manien, Lastern und schädlichen Gewohnheiten befreit, gegen die nur sehr wenige von uns vollkommen gefeit sind.

*

Mit etwas Übung kann man Hypnotiseur werden und selbst Übungen zur Entspannung und Konzentration der Gedanken machen. Dabei handelt es sich um Autohypnose – die weiter reicht als bloße Autosuggestion, die Dr. Emile Coué, etwas vereinfachend, seinerzeit zu Ehren brachte.

Dafür ist erforderlich ein Mindestmaß guten Willens und der schmeichelhaft-anregenden Gewißheit, sein eigener Herr zu sein und sein Ich in dem – günstigen – Sinn zu bevormunden, den man ihm aufträgt.

Entsprechende posthypnotische Suggestionen seitens eines Hypnotiseurs erleichtern das Erlernen der Autohypnose sehr. Andernfalls sollten jedenfalls, wie bei der Hypnose, zielführende Verbalsuggestionen festgelegt werden. Im ganzen kommt die Methode jener der Fremdhypnose gleich, die der Hypnotiseur anwendet: Fixierung eines Punktes, im allgemeinen einer Lichtquelle, tiefes Einatmen, tiefes Entspannen, Gefühl der Schwere eines Körpergliedes (der Arme, Füße, Beine), allgemeine Entspannung usw. Leslie M. LeCron hat die Induktion der Autohypnose in seinem (bereits zitierten) Buch *Selbsthypnose* ausgezeichnet beschrieben. Eine Darstellung dieser Techniken und der dazu zweckmäßigen Suggestionsformeln würde den Rahmen dieses Buches hier sprengen. Jedenfalls aber versetzt man sich bei geschlossenen Augen, wobei die Phantasie zu Hilfe kommt, in einen Zustand inneren Friedens, der Ruhe und Ausgeglichenheit, der es erlaubt, in sich klarer zu sehen, innere Konflikte zu lösen und bisweilen sogar wichtige Entscheidungen für die Zukunft zu treffen.

Yoga oder die Herrschaft über Körper und Geist

Methoden der Autohypnose, Kontemplation und Meditation führen indische Denker, nach jahrelangen Übungen in Askese, zu einer echten und vollkommenen Loslösung von ihrer Person. Das Prinzip ist dasselbe, das Ergebnis jedoch ein ganz anderes. Wenn ein Mensch des Westens, der sich für die geistigen Werte des Hinduismus begeistert, ein Eingeweihter werden will, muß er zunächst einmal abendländischem wissenschaftlichem Denken entsagen, ohne zu wissen, was er am Ende des langen Weges findet.

Das Hauptanliegen der Philosophen und Weisen Indiens galt immer schon der Erforschung und Entwicklung der dunklen Kräfte des Unterbewußtseins. Es prägte sich in Indien eine Art existenzialistische Philosophie aus, die sich, nach dem Religionswissenschaftler Mircea Eliade, wesentlich nur dem einen einzigen großen

Problem widmete: der Erkenntnis und Erlösung des Menschen. „Mit einer nirgends sonst erreichten Zielstrebigkeit hat sich Indien bemüht, die Bedingungen der menschlichen Existenz zu analysieren . . . Und dies geschah nicht, um zu einer genauen und zusammenhängenden Erklärung des Menschen zu gelangen, sondern um zu erfahren, bis wohin die dem Menschen vorgegebenen Lebensbedingungen reichen, und um zu sehen, ob es darüber hinaus noch etwas anderes gebe . . . Das Wichtigste dabei war nicht die Erkenntnis, sondern die Beherrschung aller Kräfte. Man arbeitete auf dem Gebiet der Inhalte des Unterbewußtseins, um diese ‚auszubrennen'." [1]

Die Herrschaft über den Körper und die Befreiung des Geistes bis zu dem perfekten Zustand des Menschen, erlöst zu sein, sind Teil aller indischen Wissenschaft und Religion.

Ein solcher Heilsweg ist auch der Yoga. Der Begriff des Yoga bezeichnet einen Inbegriff von Askese- und Meditationsverfahren, die eine vollkommene Konzentration des Geistes ermöglichen. Wer Yoga beherrscht, vermag sich vollständig von der Außenwelt zu befreien. Die Erkenntnis der Wahrheit ist in der Tat nicht das höchste Ziel des indischen Weisen; es ist vielmehr die Eroberung der absoluten Freiheit, die es ihm ermöglichen soll, über sein Dasein als Mensch hinauszugehen. Der Yogi bemüht sich „an diesem Leben zu sterben" und sich von ihm zu erlösen, um zu einer wahrhaften Wiedergeburt zu gelangen.

Von der Etymologie her gesehen, hat das altindische Wort *yuj* („zusammenschirren") eine indogermanische Wurzel *ieug* („zusammenjochen") und im übrigen zahlreiche Urverwandte und Abkömmlinge in der Bedeutung von „Joch": altindisch *yugá*, hethitisch *jugan*, griechisch *zygón*, lateinisch *jugum* bis zum französischen *joug*. Beim Yoga handelt es sich um die „Zusammenschirrung", um die Verbindung von Körper, Geist und Seele in einem Zustand, der dem Menschen die Verbindung oder, genauer gesagt,

---

[1] Aus *Le Yoga — immortalité et liberté*, erschienen bei Payot, Paris.

die Kommunikation mit dem Universum, dem Ewigen, dem Wahren, dem Wesentlichen und der Einheit erlaubt. Denn für den wahren Yogi sind sein eigener Körper und die Welt lediglich Illusion, Täuschung, Unwirklichkeit. So unterdrückt Yoga den Schmerz an sich nicht, er verneint ihn. „Das Leiden bleibt erhalten, weil es eine kosmische Tatsache ist, aber es verliert seine Bedeutung. Man unterdrückt das Leiden, indem man es ignoriert."

Diese wenigen Angaben über eine uralte, esoterische Geheimlehre reichen sicher aus, uns zu vergegenwärtigen, daß wir weit von dem Begriff entfernt sind, den wir westliche Menschen – abgesehen von einigen wenigen Eingeweihten – uns gemeinhin vom Yoga machen. Die meisten heute auf den Markt geworfenen Yoga-Bücher sind auf gymnastisches Training reduziert und erhärten bloß das große Mißverständnis.

Die Wege des Yoga können – vereinfacht – wie folgt gekennzeichnet werden: Der Jnana-Yoga oder Yoga des Wissens, der bereits über die üblichen geistigen Fähigkeiten hinaus vorstößt; der Bhakti-Yoga der Ergebenheit, der Liebe des Göttlichen (wobei das Wort göttlich nicht die gleiche Bedeutung hat, die wir ihm verleihen); der Raja-Yoga der inneren Konzentration *(Dharana)*, der Meditation *(Dhyana)* und Versenkung *(Samadhi)* – der als „königlicher Yoga" bezeichnet wird – und schließlich der Karma-Yoga der Arbeit und des Gebetes, der sich an ein reines Wesen, an das Absolute (oder wie immer man es auch bezeichnen will) wendet.

*

Der Hatha-Yoga, der in späterer Zeit vom Raja-Yoga abgeleitet, jedoch seiner philosophischen Aspekte entkleidet wurde, ist der einzige Heilsweg des Yoga, den man im Westen begeht. Man sollte aber Hatha-Yoga nur betreiben, wenn man über eine ausgezeichnete Gesundheit und ein ausgezeichnetes geistiges Gleichgewicht verfügt. Die indischen und tibetanischen Weisen haben nicht ohne Grund auf die Gefahr hingewiesen, die die Praxis des Yoga, insbesondere der Kontrolle des Atems und der Lebenskraft (Pranayama), für eine unvorbereitete Person darstellen kann.

Indra Devi schrieb: „Die unbedachte und leichtsinnige Ausübung von Pranayama ist äußerst gefährlich! Sie kann sowohl körperlich als auch geistig zu einer Katastrophe führen, denn für diese Stufe des Yoga sind lange und äußerst sorgfältige Vorbereitungen und ganz bestimmte Umweltbedingungen erforderlich, die in unserer westlichen Welt nur unter großen Schwierigkeiten zu schaffen und aufrechtzuerhalten sind.“ [1]

Es gibt heute auch hierzulande Yogaschulen (bei deren Auswahl man vorsichtig sein muß), die Yogakurse oder, genauer gesagt, Hatha-Yogakurse geben. Man sollte sie nicht mit einfachen Gymnastikübungen verwechseln; denn die geistige Seite spielt eine entscheidende Rolle, von der weitgehend die Wirkung abhängt, die durch Körperstellungen (Asanas) und eine Atmungskontrolle (Pranayama) erzielt werden kann. Um andere oder uns selbst zu verblüffen, sollten wir nicht versuchen, die Yogis nachzuahmen, die ihren Herzschlag auf Wunsch verlangsamen können, die völlige Schmerzlosigkeit herbeiführen und ihre Wärmeerzeugung kontrollieren können.

*

Beim Hatha-Yoga ist Konzentration der Ausgangspunkt. Man muß sich geistig auf einen bestimmten Fixpunkt, einen Gegenstand, ein Bild oder einen Gedanken konzentrieren. Diese einleitende Konzentration der Gedanken (die schwieriger ist, als es scheint) zielt darauf ab, eine Schranke zu errichten gegen äußere Ablenkungen, geistige Automatismen und Gedankenassoziationen aller Art, die uns unaufhörlich und praktisch gegen unseren Willen überfallen. Mit anderen Worten: Man muß für äußere oder innere Ablenkungen unerreichbar werden. Selbstverständlich muß der Körper sich dabei in einer bequemen Haltung befinden. Hatha-Yoga wird entweder im Sitzen, wobei die Beine am besten im Lotossitz gekreuzt sind, oder lang ausgestreckt vorbereitet: der Körper ist dabei vollkommen entspannt. Diesen Zustand der Ent-

---

[1] Aus *Ein neues Leben durch Yoga (samt den Methoden der Entspannung durch rhythmisches Atmen),* erschienen im Ariston Verlag, Genf.

spannung erlangt man, indem man nacheinander alle Spannungen des Gesichts, der Augen und des Halses auflöst, bis es einem gelingt, „seinen Körper zu vergessen". Man ist vollkommen reglos, man befindet sich in leichter Trance. Das muß natürlich, ohne Anstrengung, kommen. Jede physische Anstrengung muß ausgeschaltet oder zumindest auf ein Minimum herabgesetzt sein.

Nach der vorbereitenden Entspannung geht man zu den Asanas über. Diese werden durchgeführt, indem man die entspannten Muskeln unter langsamen, allmählichen Streckungen verlängert. Es handelt sich dabei nicht um lebhafte, abgehackte Bewegungen – wie bei fast allen Gymnastik- oder Körperertüchtigungsmethoden –, sondern um bestimmte Haltungen und Stellungen, die von den einfachsten bis zu den kompliziertesten Übungen reichen.

Jede Übung wirkt auf ein bestimmtes Organ. Sarvangasana (Schulterstand und Variationen) stärkt die Schilddrüse und trägt auch gleichzeitig dazu bei, den Körper jung und die Wirbelsäule elastisch zu erhalten. Sirhasana (der Kopfstand) belebt die Hypophyse, die alle anderen endokrinen Drüsen beeinflußt. Halasana (die Pflugstellung) reizt die Nerven des Knochenmarks an und übt einen wohltätigen Einfluß auf den Magen aus. Die vollständigste Übung ist Surya Namaskar, die Begrüßung der Sonne. Hier wollen wir die Aufzählung der zahlreichen Asanas abbrechen, die übrigens in manchen Handbüchern, z. B. in Indra Devis schon zitiertem Werk, sehr gut beschrieben worden sind.

„Die Wirkung der Asanas beschränkt sich aber nicht allein darauf, daß sie steife Muskeln geschmeidig machen, strecken und schlaffe Muskeln stärken; ihre geheimnisvolle Kraft kommt erst durch die rhythmische Atmung zur Entfaltung, die bei allen diesen Übungen ausgeführt wird. Dieser lebendige Atem durchdringt unseren ganzen Körper: alle seine Drüsen, Organe, Gewebe und Nerven. Die Ausführung der Yoga-Stellungen ist somit nicht nur eine körperliche Übung, sondern eine Art Neuaufbau des ganzen Organismus" (Indra Devi).

*

Die Beherrschung der Atmung ist tatsächlich eines der Geheimnisse des Yoga. Man kann dies erreichen, indem man buchstäblich eine alte Gewohnheit umkehrt, d. h. man weigert sich, weiterhin (wie dies wir Menschen im allgemeinen tun) arhythmisch zu atmen. Durch entsprechende Atemübungen (Pranayama) wird versucht, ein Höchstmaß an „Prana", dieser subtilen Lebensenergie, aufzunehmen, die schon in den *Weden,* den heiligen Büchern Altindiens, beschrieben wurde.

Es muß so langsam und so tief wie möglich eingeatmet werden. Aber vorher muß die verbrauchte Luft aus den Lungen ausgetrieben werden, indem man regelmäßig, langsam und leise ausatmet. Je tiefer die Luft ausgeatmet wird, desto mehr frische Luft können die Lungen nachher aufnehmen. „Durch rhythmische Atmung, sowie durch deren allmähliche Verlangsamung, versetzt sich der Yogi in Bewußtseinszustände, die er im Wachzustand keineswegs erreichen könnte" (Eliade).

Das Einatmen erfolgt nicht, indem die Rippen angehoben werden, sondern indem zunächst der Unterleib aufgebläht wird. Das Senken des Zwerchfells wirkt als leichte Massage und begünstigt die Funktion der Organe. Erst in der zweiten Phase des Einatmens wird für eine gute Lüftung der Lungen gesorgt, indem nunmehr die Rippen geweitet werden. Und in der dritten Phase werden die Schlüsselbeine angehoben, die Unterleibmuskeln werden blockiert, und der lebenspendende Sauerstoff der Luft dringt in den letzten Winkel der Lungenflügel. Der vollendete Rhythmus wird schließlich durch eine Harmonisierung der drei Schritte erzielt: Ausatmen, Einatmen und Zurückhalten der Luft in den Lungen. (Zwischen jedem Schritt muß der Atem angehalten werden, ohne ihn auszustoßen.)

Beim Lesen sehen diese Übungen zum Erlernen rhythmischer Tiefatmung sehr kompliziert aus. Unter Anleitung eines guten Lehrers oder eines ausführlichen Buches ist dies gar nicht der Fall. Immerhin schrieb Indra Devi: „Im Yoga wird Entspannung als eine Kunst und Atmen als eine Wissenschaft gelehrt."

Man sollte auch nicht vergessen, daß Yoga einer jahrtausendealten mystischen Tradition entstammt. In ihm ist noch immer ein Anteil menschlicher Sehnsucht nach der Glückseligkeit. In den ältesten Religionen, in Asien, der islamitischen Welt und selbst in Griechenland, waren Atemtechniken stets Bestandteil der Meditation, der Ekstase und des Gebetes. Mönche vom Berg Athos rieten, „die Atmung während des Gebetes anzuhalten".

Der Hatha-Yoga kann für unser körperliches und seelisch-geistiges Wohl Hervorragendes leisten. Die Asanas allein haben aber nur den Wert gymnastischer Übungen, wenn die Seite der Entspannung, der Konzentration und rhythmischer Tiefatmung vernachlässigt wird. Nur alle Faktoren zusammen ermöglichen, Körper und Geist zu kontrollieren und, im Idealfall, zu beherrschen.

Wenn sich heute die Sophrologie als eine Art Brücke zwischen Osten und Westen versteht, kann das nicht sehr verwundern angesichts der Tatsache, daß Yoga, Akupunktur und Hypnosemethoden ihren Ausgangspunkt bei mystischen Erfahrungen Asiens genommen haben, und zwar Jahrhunderte und Jahrtausende vor Christus. Dies sollte auch die erhabenen Geister des Abendlandes veranlassen, ihre Vorurteile im Hinblick auf hinduistisches Denken endlich fallenzulassen – das, nach Ansicht von Professor Alfonso Caycedo, „eines der ersten psychologischen Systeme der Menschheit schuf".

5. Die Wunder in der Medizin

Exorzismen heute — vom Wudu zur Gruppentherapie

Die Geschichte beweist, daß Magie und Medizin gemeinsamem Ursprung entstammen und jahrtausendelang Hand in Hand liefen. Seit Jahrtausenden haben Zauberer und Medizinmänner mit Hilfe von Amuletten, Kräutern und Pulvern sowie durch Exorzismen, d. h. durch Beschwörung der bösen Dämonen, die die Ursache jedes Übels sind, Kranke geheilt und Macht ausgeübt. Dies geschieht heute noch im Wudukult.

Im Rahmen ihrer interessanten Studie über das (außerhalb der Hochreligionen sich darbietende) „Übernatürliche" schrieben Douglas Hill und Pat Williams über den Wudukult das Folgende: „Die meisten von uns betrachten magische Praktiken als Dinge, die der Vergangenheit angehören, oder, bestenfalls, als Randerscheinungen sozusagen im Untergeschoß unserer Gesellschaft, die nur stillschweigend geduldet werden. Hier aber, im Wudu von Haiti, begegnen wir einer überall und in aller Öffentlichkeit geübten Praxis. Die Wuduzauberer sind ebenso zugänglich wie Ärzte, und eine Wuduzeremonie ist ebenso selbstverständlich und eine Angelegenheit des Gemeinwesens wie ein Volkstanz. Kurzum: Wudu ist eine Volksreligion. Der Wudu ist der Mehrheitsglaube der Negerbauern der Westindischen Republik von Haiti, die rund 97 Prozent der Gesamtbevölkerung ausmachen."[1]

Die Bezeichnung „Wudu" (oder „Wodu") stammt vermutlich von *Vodun* bzw. *Vaudon,* ihrerseits bereits Entstellungen des Wortes *Vodu,* das im westafrikanischen Dahome und Togo die für

---

[1] *The Supernatural,* Aldus Books, London.

Götter und Geister gebräuchliche Bezeichnung ist. Heute versteht man unter dem Wudu allgemein alle auf amerikanischem Boden entstandenen Negroriten afrikanischen Ursprungs.

Der Wudukult wurde als eine animistische Religion im 17. Jahrhundert von den ersten schwarzen Sklaven nach Haiti eingeführt. Auf dem Boden Haitis hat der Wudukult die Form eines religiösen Systems angenommen, das von Glaubensanschauungen und -gebräuchen afrikanischen Ursprungs und deren Anpassung an die Lebensbedürfnisse auf Haiti geprägt erscheint. Hauptmerkmal dieser Religion ist die Verehrung der Ahnen und einer ganzen Hierarchie von Göttern, die sich durch „Besitzergreifung" ihrer Anbeter manifestieren. Noch vor kurzem bediente sich Duvalier, der ehemalige Präsident und korrupte Gewaltherrscher Haitis, des Wudukultes als Instrument seiner Macht. Indessen blieb der Wudu selbstverständlich nicht auf Haiti beschränkt. Ähnliche Trance und Besessenheit einschließende Praktiken gab es – und gibt es immer noch – überall auf der Welt. In ursprünglichen Formen lebt der Wudukult in seiner afrikanischen Urheimat fort. Von Haiti breitete er sich nach Mittelamerika und von dort nach Brasilien aus. In Südamerika blüht er in den Kulten der Macumba oder des Candomblé. Auf Haiti versuchten die katholischen Missionare, den Wudukult zu „zähmen". Daraus ergab sich ein eigenartiger Kompromiß.

Die Ahnengeister bevölkern die Götterwelt des Wudu. Aber sie stellen nur einen Teil des an Göttern und Geistern unabsehbaren, in seiner Gesamtheit Loa genannten Pantheons dar. Unter diesen Geistern findet man auch katholische Heilige wie Gian Baptisto. Vor allem aber handelt es sich dabei um die Geister des Wassers, des Feuers, der Schlangen und der Erde.

Denselben Phänomenen begegnet man auch auf Guatemala, wo die katholische Kirche verschiedene Kulte erlaubt. So wird zum Beispiel in Chichicastenango jeden Sonntag vor der Kirche Markttag abgehalten, auf dem die unwahrscheinlichsten Waren angeboten werden: lebende Tiere, Obst und Gemüse, Negeramulette, Talismane, bunte Ponchos usw. Vor der Kirche, an deren Stufen die Gruppen kleben, beten gläubige Christen und heidnische Ureinwohner, die mit einer Kerze in der Hand den Gott ihres Familienolymps anrufen. Diese Mischung aus christlichem Glauben, Aberglauben und Fetischismus, diese Verschmelzung von Christen und Heiden, die den Schöpfer entsprechend ihren eigenen Riten anbeten, bietet ein eigenartiges Schauspiel. Auf den Stufen der Kirche kann man derbe Menschen sehen, die sich in Gruppen seltsamen Verzerrungen hingeben; sie befinden sich im Zustand der „Besessenheit", d. h. in ekstatischer Trance, und finden darin Befreiung von Alltagsnot und Krankheit wie auch ihr höchstpersönliches Gotteserlebnis.

Da Formen des kollektiven Exhibitionismus in Mode gekommen sind – man denke nur an den neuesten Schrei, Janovs „Urschrei-Therapie" –, staunt niemand, wenn in New York, London, Paris und anderswo Personen der Gesellschaft, die Nervenkitzel suchen, viel zahlen, um an Wudusitzungen teilzunehmen. Manchmal vergessen sie sich unter den sich allmählich verstärkenden Trommelschlägen und verfallen um die „Mambo", die schwarze Priesterin-Göttin, die als Orakel dient, in Trance. Man hat den Eindruck, man sei wieder in die Zeit Mesmers zurückversetzt.

In Brasilien, der Hochburg des Wudukultes, gibt es unzählige Sekten, in denen sich Männer und Frauen mischen, die von den Inkas, Afrikanern und Portugiesen abstammen. Die bekannteste ist die Umbundasekte, die angeblich fast zehn Millionen Anhänger hat. Die Anhänger kommen ungefähr einmal im Monat zusammen. Regelmäßig finden sich etwa tausend Menschen in einem überdachten Raum (und sei's ein Hangar) zusammen. Sie tragen eine weiße Hose, eine weiße Bluse oder ein Tennishemd. Die Frauen sind ebenfalls in Weiß, und um den Hals tragen sie Ketten. Sie singen beschwörende Lieder.

Das Orchester spielt in aufpeitschenden Rhythmen Volksmusik, von der sich Geigen- und Schalmeitöne abheben (wie sie bereits von Mesmer verwendet wurden). Gleichzeitig trommeln sieben oder acht Musikanten auf den „Atabaques". Bald sind die Zuhörer in den Bann geschlagen. Die Frauen rauchen Zigarren, die von Mund zu Mund gereicht werden. In der Mitte des Saals erkennt man eine hohe, buntgekleidete Gestalt, das Medium.

Bestimmte Teilnehmer suchen Reinigung und Läuterung, indem sie um einen Tisch herumsitzen, den Blick starr geradeaus: dies ist die statische Form des Wudukultes. Aber die meisten Brasilianer, die ja den Rhythmus im Blut haben, vollführen rasende Tänze ihrer eigenen Vorliebe und Phantasie, wobei jedem die größtmögliche Freiheit gegönnt wird. Sie wirbeln hin und her, gestikulieren, schlagen sich auf die Brust, knien nieder, legen sich auf die Erde, verzerren sich und wirbeln sich um die Achse, bis sie das Gleichgewicht verlieren und ihnen der Atem ausgeht; Hysterische schlagen mit Armen und Beinen um sich, verdrehen die Augen, der Speichel schäumt vor ihren Lippen. Und diese Tanzorgie im Rhythmus einer barbarischen Musik dauert die ganze Nacht an. Sobald es tagt, umarmen sich Männer und Frauen. Das geschieht einfach, unschuldig und entbehrt geschlechtlicher Gesten. Die Anhängerschaft verläßt sich, mit zerstörten Nerven, aber glücklich, das Böse des Schicksals ausgetilgt zu haben. In einem Monat trifft man erneut zusammen.

*

Professor Akstein, der russischer Herkunft ist und in Rio de Janeiro lebte, war sowohl über den tiefen Mystizismus erstaunt, der in diesen Sekten herrscht, als auch über die heilsame Wirkung, die die Anhänger daraus zu ziehen vermögen. Er hat die Techniken wissenschaftlich untersucht, um sie psychotherapeutisch zu verwerten. Er begründete eine Entspannungsmethode, verbunden mit Hypnotherapie, die erstaunliche Ergebnisse zeitigt.

In Paris gründete ein Doktor der Medizin und Mitglied der französischen Gesellschaft für Sophrologie eine Abteilung für „Terpsichore-Trance-Therapie“. Seine Patienten treffen regelmäßig zusammen und tanzen in Gruppen von zwanzig bis dreißig Personen zu den Rhythmen afro-brasilianischer Musik. Die leichte Trance, in die sie fallen, äußert sich weniger spektakulär als jene des

Wudukultes. Das Prinzip ist dasselbe. Nur bleibt die Therapie frei von allen okkulten oder metaphysischen Spekulationen. Es handelt sich um eine Art kollektiver Autohypnose ohne Verbalsuggestion.

Diese Variante des Wudukultes übt für Menschen der westlichen Hemisphäre nach den Versicherungen der Ärzte-Praktiker eine sehr positive Wirkung auf Personen aus, die an leichten Depressionen oder psychosomatischen Störungen wie Platzangst oder Fettsucht leiden. Die Methode ermöglicht behinderten und unnatürlich schüchternen Kindern, sich in eine Gruppe einzugliedern und ihre Hemmungen auf eine ungezwungene Art abzulegen.

Der Tanz zu musikalischen Rhythmen – der unter den primitiven Gesten des Menschen die natürlichste und instinktivste ist – wurde seit den Anfängen des Altertums als ein Heilmittel gerühmt. Die Griechen haben die Grundlagen der Musiktherapie erstmals kodifiziert. Von der Etymologie her kommt das Wort „panisch" von Pan, jenem boshaften, kleinen Gott der griechischen Mythologie, dessen Anblick „panischen Schrecken" verbreitete. Geboren mit den Beinen, Hörnern und Ohren eines Bockes, zog er durch Berg und Tal und begleitete den Tanz der Nymphen auf der Hirtenflöte, die er selbst erfunden hatte. In manchen Ländern verfallen die Schafhirten noch heute in einen kataleptischen Zustand, sobald sie den Klang der Flöte hören.

Militärmusik übt auf Menschenmengen eine stark fesselnde Wirkung aus. Die Diktatoren wissen dies. Deshalb schicken sie ihrem Auftritt donnernde Marschmusik voraus, die die Massen in Trance und in den Bann des Demagogen schlägt. Unsere Zeit bedient sich – im Guten wie im Schlechten – uralter Methoden, deren Wirksamkeit sich erwiesen hat.

Die heilkräftige Macht des Glaubens

Der Glaube vermag zu heilen. In bestimmten Fällen vermag er Unwahrscheinliches. Er mobilisiert psychische Kräfte im gläubigen Kranken und setzt einen körperlich-geistig-seelischen Mechanismus in Gang, der mitunter jegliche Behandlung aufwiegt. Manchmal bringt er im wahrsten Sinne des Wortes das Heil. Die Macht des Geistes über das menschliche Leben hat sich tausendfach erwiesen.

Mehr oder minder gewissenhafte Menschen verstanden daraus Nutzen zu ziehen. Einige sind dabei von der Vorstellung ausgegangen, daß es, wenn der Patient einen hinreichend starken Glauben besitzt, ausreichen müßte, die Krankheit in Abrede zu stellen und den Kranken davon zu überzeugen, daß sie nur eine Illusion sei.

Andere versuchten das urchristliche Charisma des Heilens zu erneuern und in der Vereinigung mit Gott die Befreiung von Krankheit und Übel zu erlangen. Der Geist Gottes bringt Wahrheit und Heilung.

*

Mary Baker-Eddy inspirierte sich aufgrund eigener Erfahrung zu Ende des vergangenen Jahrhunderts an diesem Prinzip. Sie gestaltete ihre Wissenschaft von der Gesundheit in eine wahre Religion – die „Christian Science“ – um und heilte und verhieß Heilung einzig durch Anruf der geistigen Kräfte in Form von Gebet und Suggestion. Manches erinnert dabei an den Mesmerismus, mit dem die Christliche Wissenschaft mehrere Züge gemeinsam hat. Da es die Materie und das Böse nicht gibt, ist nach ihr die Krankheit nur ein Irrtum, eine Illusion, von der dynamische Meditation befreit. Mary Baker-Eddy lehnte jede ärztliche Behandlung ab. Das ist schade. Die mit dieser Haltung verbundene Gefahr überschattet ihre Leistung als eine Art Schrittmacherin moderner Psychotherapie wie auch ihre religiöse Bewegung bis heute. Die Christliche Wissenschaft und die Neugeist-Bewegung wurden nicht zuletzt deswegen auf „Gesundbeterei“ abgewertet, was sie an sich durchaus nicht verdienen.

Mary Baker-Eddy heilte in der Tat viele kranke Menschen, die an ihre Lehre glaubten. Die Bewegung der Christlichen Wissenschaft hat das Leben von Tausenden von Menschen geändert. Die Anhängerschaft zählt heute auf der Welt Millionen. Es kann nicht im geringsten bezweifelt werden, daß Mary Baker-Eddy und ihre

Nachfolger eindrucksvolle Ergebnisse erzielten. Leider steht aber auch fest, daß vereinzelte Kranke wegen fehlender ärztlicher Hilfe vorzeitig gestorben sind. Diese Tatsache sollte jedermann davon abhalten, Verantwortungen auf sich zu nehmen, die seine Möglichkeiten überschreiten.

Die Wunderheilungen von Lourdes

„Ich glaube an die Wunder, wie ich an den Glauben glaube", schrieb Montaigne. Dieser Satz trifft vorzüglich auf Lourdes zu, wo das Wunder der Glaube ist. Dieser Glaube wird in einem Klima religiöser Inbrunst, überschwenglicher Frömmigkeit und anstekkender Begeisterung aufs höchste gesteigert. Die Menschenmengen drängen sich vor der Grotte am Ufer des Gave de Pau, wo im Februar 1858 Bernadette Soubirous, ein krankes, vernachlässigtes vierzehnjähriges Mädchen, ihre erste Erscheinung der unbefleckten Jungfrau Maria hatte, die „ein weißes Kleid und einen blauen Gürtel" anhatte.

Seither sind unzählige Millionen von Männern, Frauen und Kindern auf der prachtvollen Esplanade des Processions vor der neugotischen Basilika, die über der in der Grotte entspringenden Quelle errichtet wurde, vorbeigezogen. Jedes Jahr suchen zwei bis drei Millionen Pilger und Touristen Lourdes auf. Ungefähr zweihunderttausend Frauen und einhunderttausend Männer baden in dem als heilkräftig erklärten Lourdes-Wasser in Wasserbecken, die eine Art riesige Badewannen sind. Viele wurden geheilt. Die katholische Kirche hat einige Heilungen als Wunder anerkannt.

Die Wissenschaft ist natürlich anderer Meinung, obwohl allerdings die meisten Erklärungen auch nicht befriedigen. Und die Zivil- und die Militärbehörden der Provinz sind keineswegs etwa der Meinung, die eintretenden Heilungen seien auf Suggestion, Autohypnose oder Kollektivhypnose zurückzuführen.

Warum dieser Ostrakismos? Die Zeremonien aller religiösen Bewegungen der Welt nehmen ihre Zuflucht bei Musik, Gesang, Liturgie und Pomp, um die Gläubigen zu beeindrucken. Dies geschieht auch in Lourdes, das das Leid der Seele und des Körpers kennt. Die Einrichtungen am Wallfahrts- und Festort der „Allerseligsten Jungfrau Maria von Lourdes" haben übrigens nichts Erzwungenes an sich und halten den Elan des Glaubens aufrecht – der eine Liebesgeschichte bleiben muß, damit er seine Reinheit beibehält.

Wenn die Menschenmengen in Schlangen vor der Quelle vorbeiziehen, ihr Wasser trinken und den Felsen küssen, den schon Tausende anderer Lippen vor ihnen küßten, machen sie wahrhaftig den Eindruck, als seien sie erleuchtet, insbesondere die Frauen, die sich, ekstatischen Blickes, außerhalb der Welt der Lebenden zu befinden scheinen. Es stimmt, daß auch Ungläubige und Zweifler vom Lourdes-Wasser geheilt wurden. Warum aber sollten nicht auch sie von dieser wunderbaren Atmosphäre berührt, warum sollte nicht auch ihre Überempfindlichkeit als Kranke durch dieses pathetische Zeremoniell ergriffen worden sein? Das inbrünstige Gemurmel betender Stimmen, das sich zum Himmel erhebt, das ganze abrollende Psychodrama muß bei den meisten Menschen eine tiefe, heilkräftige Erschütterung, eine Art Aufstand der seelisch-geistigen und körperlichen Kräfte hervorrufen.

Es ist ebenso lächerlich, die in Lourdes eingetretenen Heilungen zu leugnen wie die Erklärungsversuche Dr. Vachets, eines Arztes, als „bemitleidenswerte Argumentation" abzutun.

Vor einigen Jahren zerstörte ein Brand in den Vereinigten Staaten ein Krankenhaus. In einem Krankensaal lagen ungefähr fünfzehn Gelähmte, die als unheilbar angesehen wurden. Zwölf von ihnen, die von den Flammen unmittelbar bedroht wurden, konnten sich plötzlich wieder ihrer Glieder bedienen und retteten sich. Ist dies nicht, da hier von einem Wunder nicht die Rede sein darf, auf jeden Fall ein aufsehenerregendes Beispiel für eine schockbedingte körperliche Wiederherstellung? Die amerikanische Fachzeitschrift für Ärzte, die hierüber berichtete, erwähnte nicht, ob diese Gelähmten geheilt blieben. Wahrscheinlich war dies nicht der Fall. Aber was sich dort abspielte, bleibt Tatsache.

Auf einem anderen Gebiet ist das zweite Wunder von Lourdes angesiedelt: das heilkräftige Wasser. Es wurde unzählige Male analysiert. Die letzte mir bekannte Analyse, die vom Institut für hydrologische Forschung von Nancy im Oktober 1964 durchgeführt wurde, besagt, daß es sich um „Wasser mit durchschnittlichem Kalkgehalt und das den Normen entspricht" handelt. Es ist also vollkommen normal und enthält keine besonderen heilenden Eigenschaften. Dasselbe trifft auch auf das Wasser in den Schwimmbecken zu, dessen „bakteriologische Eigenschaften schlecht sind".

Der Vorsitzende des zur Untersuchung der Heilungen eingerichteten ständigen Ärztebüros von Lourdes, Dr. Alphonse Olivieri-Billet, schrieb: „Wie kann dieses Wasser ohne jeden Zusatz einen Blinden, einen Tauben, eine Sklerose oder eine Wunde, die sich trotz aller Behandlungen nicht schließen wollte, heilen; wie kann es einem Lungen-, einem Knochen- oder einem Bauchfellkranken seine Gesundheit wiedergeben?"[1]

Diese Frage versuchte ein Kongreß von dreihundertsechsundvierzig Ärzten aller Fachgebiete und aus den verschiedensten Ländern, der 1906 veranstaltet wurde, zu beantworten: „Die Heilungen von Lourdes erfolgen auf eine besondere Weise, die aufgrund der bekannten Naturkräfte vernünftig nicht erklärt werden kann." Man weiß danach nicht mehr als zuvor.

Anläßlich meines Aufenthalts in Lourdes wohnte ich dem eindrucksvollen Schauspiel bei, das von Tausenden von Kranken, Behinderten, Krüppeln und Verunstalteten, die die Heilige Jungfrau um Heilung anflehten, geboten wurde. Ich hielt mich lange Zeit am Rande eines Beckens auf, in dem Sanitäter ununterbrochen Patienten jeder Art badeten.

Das Wasser, das der Quelle entspringt, ist kalt. Der Kranke, der lediglich ein Handtuch umbehält, setzt sich in einen großen

---

[1] *Y a-t-il des miracles à Lourdes?*, herausgegeben von P. Lethilleux und dem Œuvre de la grotte des Lourdes, Paris.

Kübel, manche werden hingetragen. Ein Sanitäter hält dem Kranken ein kleines Bildnis der Jungfrau hin, das er küßt. Danach wird ein kurzes Gebet gemurmelt, und der Kranke verläßt das Wasser, ohne daß man ihn abtrocknet. Schon nimmt der nächste in dem schmutzigen, abstoßenden Wasser Platz.

Ein Mann hatte derart viele eitrige Wunden und Geschwüre an einem Bein, daß er eine Beinschiene aus Leder trug. Man entfernte diese, und auch er wurde für etwa zwei Minuten ins Wasser getaucht. Der Kranke, der nach ihm kam, konnte eine Grimasse des Ekels nicht unterdrücken. Der Sanitäter, der das bemerkte, nahm, um ihm zu beweisen, daß er nichts zu befürchten habe, ein Glas, füllte es mit dem stinkenden Wasser und trank es. Es sollte hinzugefügt werden, daß das Wasser nur zweimal am Tag gewechselt wird. In Lourdes findet man von Ansteckung keine Spur.

*

Unter den Bewerbern einer Wunderheilung gibt es viele, die berufen, aber nur wenige, die auserwählt sind. Von 1897 bis heute gibt es nur zweiundsechzig Heilungen, die die katholische Kirche als wunderbar ansieht. Seit 1947 wurden neunhundertneun Akten über eingetretene Heilungen angelegt – gegenüber nur zweiundzwanzig verkündeten Wundern. Dies ist sehr wenig, wenn man weiß, daß jedes Jahr durchschnittlich zweitausend Fälle untersucht werden, wovon die meisten nicht weiter verfolgt werden. Das Wort Wunder wird übrigens niemals ausgesprochen, bevor der Bischof der Diözese, welcher der in Lourdes geheilte Kranke angehört, eine kanonische Entscheidung trifft.

Die Voruntersuchungen werden von den behandelnden Ärzten, den für die Pilger zuständigen Ärzten, vom Arztbüro und von dem Internationalen Ärzteausschuß von Lourdes durchgeführt. Damit eine Heilung als unerklärlich betrachtet wird, „muß die Krankheit schwer und, wenn schon nicht unheilbar, so doch schwer zu heilen gewesen sein; die Arzneien müssen unwirksam geblieben, die Heilung muß plötzlich oder praktisch plötzlich, vollkommen und endgültig eingetreten sein“. Erst danach wird noch geklärt werden müssen, daß die Heilung ein Werk Gottes war. Mit anderen Worten: Der Vorgang muß beide Aspekte des Wunders erkennen lassen, nämlich seine „wunderbare“ sowie seine „übernatürliche“ Seite, die Tatsächlichkeit des außerordentlichen Geschehens sowie seine Natur als göttliche Offenbarung.

Diese Garantien stellen für das medizinische Korps, das mit der Kontrolle beauftragt ist, und für die Prälaten, die die ihnen unterbreiteten Fälle beurteilen sollen, eine ausdrückliche, zwingende moralische Verpflichtung dar. Heilungen von Krankheiten funktioneller Art werden systematisch abgewiesen. Insbesondere zu diesem Punkt könnten erhebliche Fragen aufgeworfen werden, da ja bestimmten organischen Leiden durchaus nervöse oder psychogene Ursachen zugrunde liegen können, die dem Patienten unbekannt und fast unmöglich zu entdecken sind. Aber dies würde bedeuten, eine Diskussion zu eröffnen, die hier nicht angebracht ist...

Abgesehen von den von der Kirche anerkannten Wundern verlassen jährlich ungefähr zwanzig bis fünfundzwanzig Personen Lourdes und erklären, sie seien geheilt. Die großen Pilgerscharen von Kranken, die aus Europa und Übersee kommen, werden in den Krankenhäusern der Stadt aufgenommen, und zwar entweder im Asil Notre-Dame oder dem Krankenhaus Notre-Dame-des-Sept-Douleurs. Durchschnittlich verbringen ungefähr fünfzigtausend Kranke im Jahr eine Woche in einer der beiden Anstalten. Diese Ziffern schließen wohlgemerkt nicht die zahllosen Kranken ein, die einzeln in Lourdes eintreffen oder im Zug der Pilger reisen und in der Stadt Unterkunft nehmen.

*

Gleichgültigkeit ist in Lourdes nicht möglich, ob man nun das heilige Drama, das sich während der Pilgersaison dort abspielt, billigt oder ablehnt. Niemand wird ungerührt bleiben angesichts dieser Vielzahl der vom Leben Enterbten, die aus allen Winkeln der Erde herströmen, weil Lourdes für sie – zumindest für die meisten – die letzte Chance ist.

Es gibt Menschen, die selbst Tatsachen in Abrede stellen. Sie können sich von ihren Vorurteilen, Hintergedanken und Zweifeln nicht freimachen. Sie sind von allem, was sich in Lourdes abspielt, schockiert und angeekelt. Sie sprechen von Skandal, Gotteslästerung oder Vertrauensmißbrauch. Andere dagegen – die durchaus nicht alle Gläubige sind – fühlen sich überwältigt; ihre Begeisterung kennt keine Grenzen angesichts der unerklärlichen Heilungen und der Wunder, die der Glaube vollzieht. Lourdes erzeugt Gegensätze eigener Art, total und unvereinbar, und auch Gegner, die sich sonst in gemeinsamen Lagern befinden.

Ehrliches Bemühen um Gerechtigkeit verlangt es, zwischen den beiden Gesichtern von Lourdes zu unterscheiden. Da sind auf der einen Seite die Heilungen selbst. Dem steht auf der anderen Seite die unverschämte Ausnutzung von Kranken und Touristen durch einen blühenden Handel gegenüber.

Auf eine Bevölkerung von achtzehntausend Einwohner kommen dreihundertdreißig Hotels und Pensionen, das sind mehr als in jeder anderen Stadt Frankreichs, von Paris abgesehen. Hunderte von kleinen Andenkenläden sind vollgestopft mit Rosenkränzen, Aschenbechern, Uhren, Tellern, Statuen, Flaschen (Lourdes-Wasser zum Heimnehmen!) und unzähligen anderen Artikeln zweifelhaften Geschmacks, sämtliche versehen mit dem Bildnis der Heiligen Jungfrau. Hundert Meter von der Basilika entfernt wuchern die Tempelhändler.

Dieser unerfreuliche Aufwand sollte uns jedoch nicht den Rest vergessen lassen, der zugleich großartig und schrecklich ist. Am Abend, bei Einbruch der Nacht, schreiten feierlich, langsam und schleppend die Prozessionen der Wallfahrer vorüber, voran die Mitglieder des Klerus in ihren feierlichsten Gewändern. Die betende Menschenmenge, der wogende Chorgesang, die Inbrunst der Gläubigen, wenn das Heilige Sakrament vorübergetragen wird, der endlose Zug der Krankenschwestern, der Nonnen, der armen Kranken, die in ihren Sesseln kauern oder unbeweglich auf Tragbahren oder von den Sanitätern geschobenen Krankenwagen liegen – all dies geht an niemandem spurlos vorüber. In den

Flammen der Fackeln lodert der glühende Glaube dieser einfachen Menschen mit, die (manche zum erstenmal in ihrem miserablen Leben) endlich einmal von der Gesellschaft sich nicht zurückgestoßen und verlassen fühlen und die Heilige Jungfrau anflehen, sie möge ihnen das Ende ihrer Leiden und Qualen gnädig gewähren. Wen rührt das nicht?

Lourdes ist die Hochburg der illegalen und heiligen Ausübung der Medizin.

6. Helfen, Schmerzen lindern, heilen

Der Arzt muß die Krankheit und die Seele suchen

Unser Ausflug in die dunkle Welt der Leidenden und auf den Schauplatz leidenschaftlichen Kampfes, den die Berufenen um Linderung und Heilung führen, hinterläßt einen zwiespältigen Eindruck: den der Stärke und zugleich der Schwäche des Menschen.

Man muß schon sehr stark sein, will man sich nicht durch heimtückische Erschütterungen aller Art schwächen lassen, die schließlich unsere gesamte Persönlichkeit angreifen. Ein für das Leben gut ausgerüsteter Mensch widersteht im allgemeinen den verschiedenen Gefahren, die anderen nicht. Der gesunde Körper bildet Abwehrstoffe gegen die Krankheitserreger, wogegen eine anfällige Person ein günstiges Gelände für den Angriff von Mikroben und Viren bietet.

Der Einfluß der Geistesverfassung auf das körperliche Wohlbefinden – eine zwar abgedroschene Phrase, die jedoch heute wahrer ist als je zuvor nimmt eine immer größere Bedeutung an, da der Mensch unserer Zeit wie nie zuvor das Gefühl hat, sich in Gefahr zu befinden, und zwar in Todesgefahr im wahrsten und im übertragenen Sinn des Wortes. Wie soll man in unserem wissenschaftlichen Zeitalter leben? Wie soll man gewissen unvermeidlichen Wirkungen im Gefolge des technischen Fortschritts die Stirn bieten? Arthur Koestler sagte bereits: „Derartige Fragen zu stellen, heißt anerkennen, daß der Mensch in Wirklichkeit nicht mehr der Herr seines Spiels ist und daß er seine Rolle der Technik überlassen hat. Alles spielt sich so ab, als ob die Technik ihre Antriebe nicht mehr vom Menschen ausgehend erhalte. Wenn sie weiterhin

Fortschritte macht, so geschieht dies aufgrund der eigenen, der Technik selbst innewohnenden Gesetzmäßigkeit."

Es ist unmöglich, den am Fortschritt erkrankten Menschen zu kennzeichnen. Wir alle befinden uns mehr oder weniger in der gleichen Lage. Logik und Worte reichen nicht mehr aus, um zu erklären, was es ist, das uns überholt hat und das niemanden von uns – im Berufs- und im Privatleben – ausspart. Wir sehen uns Störungen aller Art gegenüber, deren Ursachen man nicht kennt, deren Wirkungen man jedoch feststellt. Die Gefahr einer Fehlbehandlung wird überdies beachtlich erhöht, wenn man die Krankheit behandelt, den Kranken jedoch nicht kennt (was täglich in den Krankenhäusern geschieht).

Eine Krankheit ist nicht nur das, was in den Büchern beschrieben wird oder was die Professoren lehren; häufig oder fast immer hat sie ihre Wurzeln im vergangenen Leben, die aufzudecken schwerfällt. Die Krankheit kann auf das Babyalter zurückgehen. Sie kann die Reaktion auf ein Mißgeschick, auf finanzielle Verluste oder Liebeskummer sein.

Welch eine Anmaßung, einen Patienten zu behandeln, ohne dessen Vorgeschichte und gesundheitliche und psychische Disposition zu kennen, ohne die so häufig psychogene Ursache der Beschwerden zu berücksichtigen!

Zu viele Ärzte beeindrucken ihre Patienten, schüchtern sie ein und verstehen es nicht, ihnen Vertrauen einzuflößen. Kein Wunder daher, daß sie zum Heilpraktiker laufen, der nichts oder wenig weiß, aber mit ihnen zu sprechen und sie zu beruhigen versteht.

Man kann auf tausend verschiedene Arten heilen. Wer glaubt, er allein besitze das Geheimnis, ist bloß simpel eingebildet. Auch eine ausgefallene Methode kann sich unter diesen oder jenen Umständen aufdrängen. Alles hängt von dem Patienten ab, der Art seiner Krankheit und der Art seiner Reaktion. Ein gutes Wort zur rechten Zeit zeitigt manchmal eine bessere Wirkung als das teuerste Medikament. Die Psychologie war es, die das Tätigkeitsfeld der Heilpraktiker und ihren Erfolg erklärte.

Ein guter Arzt muß auch ein guter Psychologe sein. Und als solcher müßte er über profunde Kenntnisse verfügen. „Ein bißchen Neurosenpathologie und -theorie", sagt C. G. Jung, „ist hiezu völlig unzureichend, denn dieses medizinische Wissen hat bloß Kenntnis von einer Krankheit, weiß aber nichts von der Seele, die krank ist."[1] Wir erkennen daraus, daß C. G. Jungs Anspruch sehr weit geht.

Der Arzt erfüllt eine der nobelsten Aufgaben der Menschheit. Sein Beruf ist denkbar erhebend und denkbar enttäuschend. Er sieht sich rationalen und irrationalen Faktoren gegenüber. Oft vermag er zu helfen, oft täuscht er sich. Sobald ein Arzt sich seiner zu sicher gibt, sobald er ein Heilmittel wie ein Gott, der ein Orakel ausspricht, verordnet, verfällt er dem dogmatischen Irrtum, aufgrund seiner Kenntnisse und nicht aufgrund der Natur – geschweige denn der Seele – seines Patienten zu behandeln.

Infolge ihrer beruflichen Festlegung sind gewisse Fachärzte versucht, alles mit ihrem Fachgebiet in Verbindung zu setzen. Es kommt vor, daß sie dabei, hingerissen vom Thema und von ihrer Manie, alle Patienten in ein ein für allemal angenommenes Schema einzustufen, völlig fehlgehen.

Auch die Psychoanalytiker sind nicht immer sündenfrei. Einer von ihnen, der bei einem Kranken homosexuelle Neigungen festgestellt hatte, hielt es für angebracht, diese Tatsache in seiner Diagnose einzuschließen. Der vollkommen verstörte Patient mißtraute fortan allen seinen natürlichen Neigungen. Es gibt Wahrheiten, die nicht um jeden Preis ausgesprochen werden sollten.

Je befähigter ein Arzt ist, desto bescheidener ist er. Je mehr er weiß, desto größere Zweifel hat er. Man sollte sich vor dem Arzt hüten, der, auf sein unfehlbares Wissen abstellend, autoritär eine Diagnose stellt, die in seinen Augen den Charakter eines Postulats annimmt.

Für Dr. Linguette, Mitglied der Vereinigung zum Studium der

---

[1] Aus der Vorrede zur vierten Auflage der *Symbole der Wandlung*, Rascher Verlag, Zürich 1952.

Zivilisationskrankheiten, „*ist das Rezept eine symbolische Geste, höchstens jedoch eine psychologische Vorbereitung auf die wahre Behandlung*". Und dabei haben wir bereits bei früheren Gelegenheiten darauf hingewiesen, wie viele Gefahren die Medikamente in sich bergen und bis zu welchem Punkt ihr Mißbrauch zu neuen Beschwerden führt, außer denen, die sie bekämpfen sollten. Der Instinkt, der die Tiere in ihrem Verhalten leitet, sollte auch unsere Entscheidungen bestimmen. In mancher Hinsicht wissen wir selbst besser als jeder andere, was für uns gut und was für uns nicht gut ist. Der Körper ist unser Diener, nur zu oft sind wir ein schlechter Herr. Die Möglichkeiten, die er sich vorbehält, sind ungeheuer, seine Fähigkeiten des Handelns und Reagierens unzählig. Wir nutzen sie jedoch nie voll aus.

*

Der Schmerz selbst kann – wir wissen das heute – kontrolliert, gemindert oder verstärkt oder sogar völlig unterdrückt werden. Dies geschieht in einem Ausmaß, daß die Gelehrten, aufgrund seriöser Forschungsergebnisse, schließlich sogar sein objektives Vorhandensein anzweifeln. Auf jeden Fall handle es sich dabei um ein Phänomen, das noch reichlich rätselhaft sei. Es gebe keinen Schmerz „an sich". Würden Schmerzen auftreten, gingen diese auf Störungen des Empfindungsvermögens und Schädigungen des Nervensystems zurück. Diese Schlußfolgerung zog auch ein englischer Neurochirurg, Dr. Head, der diesbezüglich an sich selbst Versuche durchführte und zu diesem Zweck den Nerv des kleinen Fingers durchschnitt.

Der Schmerz ist danach zum größten Teil eine Angelegenheit der Vorstellung. Prägt er sich der Phantasie ein, kann er bei leicht beeindruckbaren Menschen eine ganze Reihe von Manifestationen hervorrufen. Viele Menschen sind, bevor sie ein Handbuch der Medizin aufschlagen, ängstlich, ohne zu wissen, warum. Erst bei der Lektüre entdecken sie zahlreiche Gründe, besorgt zu sein. Und die schädliche Kenntnis eingebildeter Krankheiten erscheint ihnen wie ein Zugewinn. Sie ahmen schließlich die beschriebenen Verhaltensweisen und Symptome nach, so daß sie den Anschein erwecken, sie litten an dieser Krankheit. Sie erliegen ihrer Illusion. Diese Menschen sind potentielle Kunden der Heilpraktiker.

Das Geheimnis jeglicher Heilkunst: der Mensch

Schon seit jeher haben hervorragende Menschen, sei es aus Berufung, sei es aus Mitleid, ihr Leben dem Kampf gegen die Krankheit gewidmet. Ihre Hauptsorge galt der Aufgabe, Schmerzen zu lindern und einem tödlichen Ausgang entgegenzuwirken. Um dieses Ziel zu erreichen, war viel Selbstlosigkeit, viel Mut und sehr viel Uneigennützigkeit nötig. So wurde der Arztberuf zu einer Sendung.

Die Medizin hat ungeheure Fortschritte gemacht. Innerhalb eines Jahrhunderts haben neue Entdeckungen das Bild des Homo sapiens verändert. Die Europäer, deren Zahl sich seit 1860 verdoppelte, sind um mehr als zehn Zentimeter gewachsen. Die durchschnittliche Lebenserwartung betrug damals nur neununddreißig Jahre, heute beläuft sie sich auf zweiundsiebzig Jahre. Zu jener Zeit hatte die Heilkunst, da sie noch weitgehend wissenschaftlicher Grundlagen entbehrte, auch für die Ärzte einen zweischneidigen Charakter, dem neben der Erfahrung viel Magisches anhaftete. Hat sich dies heute völlig geändert?

Die Entdeckung der Mikroben, die Anwendung von Impfstoffen und Seren, die Verwendung von Sulfonamiden und Antibiotika haben die Heilkunst revolutioniert. Sie ermöglichten es, der wesentlichsten ansteckenden Krankheiten der nördlichen Hemisphäre Herr zu werden. Es scheint jedoch, daß die Natur stets neue Krankheiten erfindet, um jene zu ersetzen, die der menschliche Geist und die Wissenschaft überwinden konnten.

Abgesehen davon ist der Mensch trotz aller Fortschritte, aller Verbesserungen und aller Neuerungen auf medizinischem Gebiet im Grunde genommen der gleiche geblieben. Sein Organismus gleicht immer noch dem seiner Vorfahren, ebenso sein Nervensystem. Was sich geändert hat, ist der Lebensrhythmus: der Lärm, das Tempo und all die Erschütterungen und Zusammenstöße, die unsere Anpassungsfähigkeit auf die Probe stellen. Es fällt uns schwer, auf Trab und im Rennen zu bleiben. Daher ergibt sich auch der schädliche Mißbrauch von Aufputsch- und Beruhigungsmitteln. Der Mensch verhält sich nicht, wie es seiner Intelligenz entspräche. Auf vielen noch unerforschten Gebieten sind wir Höhlenmenschen geblieben – die auf dem Mond spazierengehen.

Unsere Vorfahren kannten Ereignisse des Schreckens, die ungeheuer gewesen sein müssen. Die Angst vor Raubtieren, Unglückskatastrophen, Epidemien, Überschwemmungen, Feuer und feindlichen Überfällen muß ihr Leben überschattet haben. Diese Angst war jedoch allgemein. Und die Heimsuchungen betrafen eine Gruppe, einen Stamm, eine Stadt. Die Gemeinschaft reagierte als Kollektiv. Entweder waren alle betroffen, oder es blieben alle verschont.

Heutzutage sind die Menschen aller Schichten täglich tausend unbedeutenden, aber zermürbenden Aggressionen ausgesetzt. All die nervösen Störungen und Beschwerden unserer Tage sind für unser Lebensklima sehr bezeichnend. Niemals zuvor hörte man von so vielen deprimierten, aus dem Gleichgewicht geratenen, gestörten und unzufriedenen Menschen. Nachdem sie alles sonst versucht haben, wenden sie sich den Heilern als eine Art Medien zu, die ihnen auf der Suche nach einer Erlösung von Angst und Krankheit behilflich sein sollen. Für die Gläubigen ist alles einfach. Die anderen verirren sich. Die Heiler spielen gewissermaßen die Rolle der ehemaligen Magier.

Es ist eine kümmerliche Angewohnheit, alles einteilen und klassifizieren zu wollen. Das nur irgendwie Gegenteilige sollte nicht als das Gute und das Böse angesehen werden. Es handelt sich dabei vielmehr um Prinzipien, die, in ständigem Konflikt miteinander, in Wirklichkeit in einer untrennbaren Beziehung zueinander stehen wie Tag und Nacht. Die Chinesen nennen – wie gesagt – Yang das positive Element und Yin das negative; aber Yin und Yang sind für sie ein Paar. Ohne unangebrachte Vergleiche ziehen zu wollen, trifft dies auch auf die Ärzte und die

Heiler der Außenseitermedizin, speziell auch auf die Heilpraktiker zu. Man kann sie nicht in gute und schlechte einteilen, wobei die guten die Ärzte und die schlechten die Heilpraktiker wären. Die Heilpraktiker können – wie wir gesehen haben – erfolgreich sein, wo die Schulmedizin versagt. Wäre es den Heilpraktikern erlaubt, ihren Beruf unter ärztlicher Kontrolle auszuüben, würden sie zweifellos ihres Geheimnisses und ihrer Anziehungskraft weitgehend verlustig gehen, und der allmächtige Ärztestand müßte dann nicht so unerbittlich wohlmeinende Helfer oder arme Kerle verfolgen, deren größtes Verbrechen es schließlich ist, den diplomierten Ärzten illegale Konkurrenz zu machen. Was hingegen diejenigen betrifft, die anmaßend und unverfroren auf gut Glück und als ihr eigener Chef Kranke und Krankheiten behandeln und ihre Patienten ärztlicher Untersuchung vorenthalten, so müßte ihnen ihr strafbares Handwerk für immer gelegt werden.

Die Gesundheit ist so wichtig und die Möglichkeit der Behandlung so vielseitig, daß man jede Methode kennen muß. Sobald die Rede auf die Akupunktur kommt, lächeln die Skeptiker herablassend. Die Medizin in China dagegen bedient sich der modernsten Verfahren des Westens. Kobaltbestrahlungen, Kortison, Antibiotika und Impfungen sind für die Chinesen nichts Neues mehr. Die Akupunktur, die Mao wieder in Ehren einsetzte, wird deshalb jedoch nicht vernachlässigt. Sie wird von zweihunderttausend approbierten Ärzten ausgeübt, die sie insbesondere auch zur Anästhesie verwenden. Die Nadeln ermöglichen, wenn sie am richtigen Ort angebracht wurden, die schmerzhaftesten Operationen (zum Beispiel die Extraktion eines Hirntumors). Vierhunderttausend Operationen sollen auf diese Weise erfolgreich durchgeführt worden sein. Gibt dies nicht doch Anlaß zum Nachdenken? Gleichzeitig beweist das, daß – abgesehen jetzt von den aufsehenerregenden Entdeckungen, die das Arsenal der Arzneimittel bereicherten – die ärztliche Wissenschaft auch gegenwärtig noch von den Arbeiten und Entdeckungen zehrt, die Generationen vorher machten; obschon man dies im allgemeinen nicht wahrhaben will. Mesmer mag hier als Beispiel für viele andere stehen.

Alle Ärzte, seien sie nun diplomiert oder nicht, die Praktiker von Methoden der Außenseitermedizin und auf den ersten Blick befremdlicher Verfahren, alle die Heilpraktiker und Heiler sind Glieder in der gleichen Kette. Ihrer aller Aufgabe ist helfen, Schmerzen lindern, heilen.

Wo hört die Medizin auf? Wo fängt die Magie an? Jede Heilung, in der stets auch ein gutes Stück Zufall und Glück mitspielt, hat auch ihre wunderbare Seite. Denjenigen soll unser Dank gelten, die sie uns bringen, mögen ihre Verfahren manchmal auch umstritten sein. Die Medizin ist ein Gebiet, in der ein offener Geist zumindest ebenso wichtig wie ein kritischer ist.

Der Mensch ist ein Geheimnis, in das selbst die größten Gelehrten niemals ganz werden eindringen können. Das sollte uns anregen, sehr viel bescheidener zu sein.